GÜTERSLOHER
VERLAGSHAUS

G

Sebastian Herrmann

DER KRANKHEITS WAHN

Wir sind gesünder, als wir uns fühlen und die Industrie uns glauben lässt

Gütersloher Verlagshaus

Bibliografische Information der Deutschen Nationalbibliothek

Die Deutsche Nationalbibliothek verzeichnet diese Publikation
in der Deutschen Nationalbibliografie; detaillierte bibliografische
Daten sind im Internet über https://portal.dnb.de abrufbar.

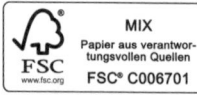

Verlagsgruppe Random House FSC® N001967
Das für dieses Buch verwendete FSC®-zertifizierte
Papier *Munken Premium Cream* liefert
Arctic Paper Munkedals AB, Schweden.

1. Auflage
Copyright © 2015 by Gütersloher Verlagshaus, Gütersloh,
in der Verlagsgruppe Random House GmbH, München

Druck und Einband: CPI books GmbH
Printed in Germany
ISBN 978-3-579-07083-4

www.gtvh.de

INHALT

Einleitung: On a Highway to Health..................................... 7

1.
GESUNDHEIT!
Was ist das eigentlich?...................................... 29

2.
FÜR ALLES EIN MITTELCHEN:
Da kann man sicher etwas tun................................ 51

3.
KRANKHEITSGEFÜHLE:
Unser Körper, das rätselhafte Wesen 76

4.
IM KRANKHEITSWAHN:
Alles ist gesund, alles ist ungesund 89

5.
DUNKLE GEDANKEN:
Über die destruktive Kraft der Psyche............................ 119

6.
LEIDEN LERNEN:
Wie sich Symptome verfestigen und verbreiten............. 149

7.
VORAUSEILENDE BESTÄTIGUNG:
Wir sehen, wonach wir suchen.......................... 167

8.
DIAGNOSE ALS DROGE:
Wir brauchen für alles eine Erklärung.................................180

9.
DIE NATUR HAT IMMER RECHT:
Warum Chemie böse und Bio gut ist....................................197

10.
DIE ABSOLUTE SICHERHEIT:
Bloß kein Risiko eingehen!..222

11.
GUTE BESSERUNG!
Wovon eigentlich?..236

Quellen und Literatur...243
Register...252

EINLEITUNG:
ON A HIGHWAY TO HEALTH

Für alles haben wir ein Mittelchen. Die Vielfalt der heutigen Gesundheitssorgen gleicht dem überbordenden Angebot eines riesigen Supermarkts. Es gibt fast keinen Bereich des Lebens mehr, in dem die Gesundheit nicht bedroht ist. Wir fürchten uns in zunehmendem Maße vor Stoffen wie Laktose oder Gluten. Zucker gilt vielen als weißes Gift und süchtig machende Droge; Süßstoffe stehen in Verruf, sie seien Nervengifte oder verursachten Diabetes und Übergewicht. Fleisch gilt als ungesund, als von Hormonen, Antibiotika-Rückständen und von Keimen verseuchtes Nahrungsmittel. Wir sorgen uns vor Stress, vor Pestizid-Rückständen und anderen Widrigkeiten. Wir bekommen Burn-out, leiden an Rückenschmerzen oder einer der vielen Formen der Lebensmittelunverträglichkeiten. Was ist da passiert, was treibt an sich gesunde Menschen in eine Spirale der Sorgen?

Warnungen über Warnungen

Es prasseln so viele Warnungen, Geschichten und Hysterien auf jeden einzelnen Bürger ein, dass es fast unmöglich ist, nicht in sich hineinzuhorchen – und sich am Ende tatsächlich krank zu fühlen. Das nämlich ist die Konsequenz all der Warnungen, Ängste und Sorgen: Wir fühlen uns kränker, als wir tatsächlich sind. Wir konzentrieren uns auf das Negative und verstärken bedrohliche Empfindungen. Wir ernennen uns kollektiv zu Patienten, obwohl das meistens überhaupt nicht nötig ist. Die objektiv messbaren Gesundheitsparameter haben sich in den vergangenen Jahren verbessert, die subjektive Wahrnehmung der eigenen Gesundheit vieler Menschen sich in der gleichen Zeit aber verschlechtert, beobachten viele Mediziner. Oft tauchen die Ängste und Warnungen sogar dort auf, wo man sie zu allerletzt vermutet.

Eigenheime gefährden die Gesundheit

Der Kirschbaum hing voller reifer, roter Früchte. Einige Schritte weiter raschelte der Wind in den Blättern vier großer Birken. In einem Baum nistete ein Starenpärchen in einer kleinen Höhle im Stamm. Ein Buntspecht, der in den Kronen über die Äste der alten Bäume kletterte, bearbeitete fleißig das Holz. Ein Apfelbaum trug bereits schwer an einer großen Menge Früchte. Der übrige Garten war verwildert; das Gras stand kniehoch, die Hecken fransten aus, die Blumenbeete gingen ohne klare Grenze in die Wiese über – ein Traum, diese sich selbst überlassene Natur.

Inmitten dieser begehbaren Kitschpostkarte schauten wir uns um. Zwei Paare in dem Alter, in dem eine Immobilie auf dem inneren Wunschzettel aufgetaucht und an die Spitzenposition dieser Liste gerückt ist. Zwei Paare in dem Alter, in dem die vollgestopfte Drei-Zimmer-Wohnung in der Münchner Innenstadt an Reiz verloren hat, weil man die vielen Angebote des Viertels nur noch selten wahrnimmt – wegen der Kinder, wegen des Berufs, wegen der übrigen Pflichten. Urbane Zerstreuungen wie Kino, Konzerte und Restaurants waren immer häufiger ungenutzt geblieben.

In dieser Lebensphase klettert der Wunsch nach einem kleinen Häuschen im Grünen die Prioritätenliste immer weiter nach oben. Töchter und Söhne werden ja schließlich auch älter, und mit denen rechtfertigt man gerne den ganzen Wahnsinn vom Hausbau oder Immobilienkauf: Alles für die Kinder! Das sind sie uns wert! Sie sollten im Grünen aufwachsen. Warum eigentlich? Dann tauchte auf einmal und unverhofft das Angebot mit Kirschbaum, Birken und orangenem Gartenschuppen auf. Die Lage schien perfekt zu sein: Direkt am Stadtrand, keine fünf Minuten zu Fuß zur S-Bahn, die nicht einmal eine halbe Stunde Fahrtzeit ins Zentrum braucht. Ein Wald war in fünf Minuten zu Fuß zu erreichen. Die Distanz zu den Badeseen des Sommers war deutlich kürzer als zuvor. Nur der Arbeitsweg dehnte sich dadurch erheblich – aber wer will schon über seinen Arbeitsweg grübeln, wenn die Idee vom Traumhaus durch den Kopf spukt? Wir trafen uns zu einem Besichtigungstermin im verwunschenen Garten.

Unser damals zweijähriger Sohn stopfte sich Kirschen in den Mund. Er sprang um den Baum und pflückte alle Früchte in seiner Reichweite. Roter Saft troff aus seinen Mundwinkeln, er aß, er verteilte Kirschen, er war glücklich. Als typische besorgte Eltern achteten wir darauf, dass er keine Kirschkerne verschluckte und schärften ihm immer wieder ein, dass er sie ausspucken sollte. Er ließ sich von uns so schnell nicht aus der Ruhe bringen, und auch wir entspannten uns endlich und tauchten immer tiefer in den Traum vom Häuschen im Grünen ein.

»Und?« Wir tauschten Blicke aus. Niemand musste viel sagen, die Antwort ließ sich wie eine rote Kirsche aus den Zweigen des Baumes pflücken: Das sollte es sein, dieser Ort war perfekt, als hätte er darauf gewartet, dass zwei befreundete Paare ein Doppelhaus darauf bauen, um dann glücklich in der Sonne zu sitzen und gut Kirschen zu essen.

Ganz so schnell fiel die Entscheidung für das Bauprojekt in der Vorstadt dann doch nicht, natürlich schlichen sich noch ein paar Zweifel ein, als wir wieder in unserer Wohnung in der Innenstadt saßen und grübelten. Tatsächlich fielen uns immer mehr Argumente dafür ein, dass es vielleicht doch keine gute Idee wäre, den Lebensabschnitt im Trendviertel zu beenden und zwischen die Eigenheimbesitzer des Großstadt-Speckgürtels zu ziehen, die jeden Samstag zum Wertstoffhof fahren und dann vor der Garage das Auto polieren.

Wir zerbrachen uns den Kopf und merkten: Wer ein Haus bauen möchte, der lernt das Fürchten. Die Ängste eines Bauherrn beschränken sich nicht auf das Geld.

Und plötzlich wurde es wirklich ernst: Es ging um Leben und Tod. Jetzt handelten die Schauergeschichten nicht mehr von Baumängeln, geplatzten Terminplänen und überhöhten Rechnungen. Nein, die Gesundheit stand nun auf dem Spiel. Der Grundstein für die eigenen vier Wände war noch nicht einmal gelegt, da nisteten sich schon Warnungen vor üblen Gefahren in dem Projekt ein. Ziegelsteine, Mauern und Gesundheit, wie passt das zusammen? Vor Beginn des Bauprojektes fehlte uns die Vorstellungskraft, dass hier angeblich Leib und Leben gefährdet sein könnten. Natürlich ging es nicht um Stürze auf der Baustelle oder später die Treppe hinab, nein, die Rede war von unsichtbaren Gefahren, die im Verborgenen schleichend ihre schädliche Wirkung entfalten und so unweigerlich Körper und Geist der Eigenheimler angreifen würden.

Bauen gefährdet ihre Gesundheit? Wohnen kann ihr Leben verkürzen? Ziegelsteine lassen ihre Haut frühzeitig altern? Die Bedenkenträger und Gesundheitswarner warteten auf einem großen Gelände im Osten Münchens. Dort entwarfen sie in einer großen Fertighausausstellung ihr Schreckensszenario. Zu Beginn unseres Daseins als Bauherren, also kurz nachdem die Entscheidung besiegelt worden war, fuhren wir in dieses sogenannte Bauzentrum. Wir wollten dort eine ungefähre Vorstellung davon bekommen, was für ein Haus wir gerne hätten, wie es aussehen könnte, was so etwas kostet, ob wir es überhaupt bezahlen könnten und die Frage klären, ob vielleicht ein Fertighausanbieter infrage käme.

Ein Haus gefiel uns besonders gut. Die Beraterin schien nett zu sein. »So«, sagte sie mit einem Lächeln, »was kann ich für Sie tun?« Wir erklärten ihr, dass wir ganz am Anfang unseres Hausbaus stünden und erst einmal einen ganz groben Einblick wollten. Welche Bauweisen die Firma anbiete und vor allem, mit welchen Preisen man rechnen müsse. Die Frau wechselte in ihren Verkaufsmodus. Es war deutlich zu merken, dass sie diese Inhalte regelmäßig vortrug. Sie sprach davon, dass dieser Anbieter Wert auf hohe Qualität lege, deshalb aus gutem Grund auch ein wenig teurer sei als die Billigkonkurrenz und man es hier außerdem mit einem sogenannten Ökohaus-Pionier zu tun habe.

Dann führte sie uns in einen abgetrennten Bereich des Musterhaus-Wohnzimmers und präsentierte einen seltsamen Holz-Plexiglas-Würfel, den sie auf einen Eichentisch stellte. Es war ein Modell des Querschnitts der Wände, mit denen die Ökohäuser aufgebaut wurden. Die Verkäuferin begann einen Vortrag über Raumklima, über Stromleitungen, sprach über elektromagnetische Felder, verfiel in einen raunenden, warnenden Ton und verwendete dann immer wieder den Begriff »Elektrosmog«.

Wir wurden ein wenig nervös und versuchten, den Vortrag der Frau zu unterbrechen. Ob man das mit dem Elektrosmog vielleicht später diskutieren könne? Momentan sei das nicht unsere Priorität, sagten wir. Stattdessen interessierten wir uns für ungefähre Preise, was ein Haus mit den folgenden Ausmaßen denn ungefähr koste, wenn es der Ökohaus-Pionier bauen würde? Die Verkäuferin sah uns mit milder Strenge an und sagte: »Aber das ist doch gar nicht relevant, wenn ihre Gesundheit auf dem Spiel steht!« Sie begann, die Gefahren zu konkretisieren, die das Wohnen im falschen Haus ihrer Meinung nach birgt. Wenn die Stromleitungen nicht gut abgeschirmt seien, so sagte sie, dann drohten Schlaflosigkeit, Sehstörungen, Herzrasen, Kopfschmerzen, Erschöpfung, ja sogar Burn-out! Und das sei gar nicht alles, fuhr sie fort, hier gehe es darum, unvorhersehbare, noch gänzlich unbekannte Risiken zu vermeiden, Elektrosmog stehe schließlich ganz oben auf der Liste der modernen Gesundheitsgefahren!

Zack, da war sie, die neue Angst! Und erscheint Nervosität angesichts jahrelanger Schulden und einem Rohbau ohne Dach nicht etwas lächerlich, wenn man in seinem neuen Haus eingehen könnte wie eine ungewässerte Büropflanze? Nur weil man Geld sparen wollte? Hätte man sich nicht vor Gift und Strahlung schützen sollen? Überall scheinen Gefahren zu lauern, sogar dort, wo man sie gar nicht erwartet, etwa beim Bau eines Hauses.

Die Warnungen des Ökohaus-Anbieters haben nicht wirklich eine wissenschaftliche Grundlage. Die Studienlage zur Wirkung elektromagnetischer Felder auf die Gesundheit der Menschen ist dünn, um es mal sehr vorsichtig auszudrücken. Aber nur weil Studien keinen direkten Zusammenhang zwischen Stromleitungen in der Wand und Schlafstörungen finden können – ja, bedeutet das etwa, das alles sei gar keine Gefahr? Menschen bewerten Gefahren und Risiken nicht objektiv. Deshalb sind wir alle auch so empfänglich für Warnungen und die daraus resultierenden Ängste. Wie sollten wir das auch kühl bewerten? Jedes Mal in wissenschaftlichen Datenbanken sämtliche Studien zu einem Thema recherchieren, durcharbeiten, Studienaufbau und Rohdaten analysieren, zu einem Schluss kommen und dann der Ökohaus-Verkäuferin überzeugt mitteilen, dass ihr Schreckensszenario jeglicher Grundlage entbehrt?

Nein, die schiere Möglichkeit einer Gefahr reicht aus, um einen zu verunsichern. Sollte man nicht doch? Man weiß ja nicht. Und es schadet ja auch bestimmt nicht, oder? In einer Anzeige des Ökohaus-Pioniers in einem Wohnmagazin blickt ein Junge vom Typ Grundschulstreber keck in die Kamera, reckt ein Stück Kreide, mit dem er offenbar die Formeln auf die Tafel geschrieben hat, die hinter ihm aufgebaut ist. Über ihm steht der Claim: »Hey Mama, unsere Gesundheit sollte uns schon 2 Euro am Tag wert sein!« Weiter unter heißt es, dass das Bauen mit »gesunden Materialien« tatsächlich etwas teurer sei. Aber über 35 Jahre gerechnet, betrage der finanzielle Mehraufwand gerade einmal zwei Euro pro Tag. Mit welchem anderen Angebot der Anbieter seine Kalkulation verglichen hat, sagt er natürlich nicht – es ist also nicht nachzuprüfen, wie diese zwei Euro zustande kommen. Und hey, welcher Vater, welche Mutter ist so geizig, dass er mit der Ge-

Mit Gesundheitswarnungen lässt sich eben Geld verdienen. sundheit und dem Leben der eigenen Kinder spielt? Mit Gesundheitswarnungen lässt sich eben Geld verdienen. Die zwei Euro pro Tag summieren sich über die angegebenen 35 Jahre übrigens auf 25 550 Euro – sollte es das einem wert sein, sich von einer unbegründeten Angst freizukaufen?

Die Webseite der Firma zeigt Bilder schöner Familien, sorgender Väter, schützender Mütter und gesunder Kinder. Von »Entmagnetisierungsanlagen« ist die Rede. Diese sollten installiert werden, da sie jegliche Konflikte mit dem natürlichen Erdmagnetfeld verhinderten, verspricht der Werbetext. Überhaupt seien Metallbauteile ein Risiko, so etwas könne den gesunden Schlaf stören – die nächste Gefahr! Abschirmung, Absorptionsanteil, Schutzebenen – der Ökohaus-Pionier hantiert mit sperrigen Begriffen, verspricht aber so etwas wie einen »Gesundheitspass« für das Haus – als ginge man zum Mediziner und nicht zum Architekten – und garniert das alles mit bekannten Vokabeln aus dem Gesundheitswortschatz jedes besorgten Laien: Am Ende stehe dann ein ganzheitlicher Schutz der Hausbesitzer, heißt es.

Die Verkäuferin im Musterhaus malte weiterhin üble Gefahren aus und versuchte zu erklären, wie der spezielle Aufbau der Wände diese abwehre. Auf unsere Fragen ging sie hingegen nicht ein, und wir verabschiedeten uns schließlich abrupt und mit ein paar neuen Sorgen im Gepäck.

Das Thema »Gesundheit und Bauen« begegnete uns immer wieder, während unser Haus errichtet wurde. Bekannte schwärmten von ihrem speziellen, natürlichen Gips an den Wänden, der das Raumklima so sanft mache. Elektriker boten Vorrichtungen an, um die Stromleitungen nachts zu unterbrechen. Auch sie argumentierten mit gesundem Schlaf und anderen vermeintlichen Vorteilen, die aber nichts als vermiedene, angebliche Risiken waren.

Und als wir uns für ein Parkett entscheiden wollten, holte uns das leidige Gesundheitsthema abermals mit Wucht ein. Die Entscheidung für einen bestimmten Parketttyp fiel uns nicht leicht. Grob gesagt gibt es zwei Fraktionen, die jeweils mit großer Dringlichkeit für ihre Version der Wahrheit werben: geölt oder lackiert. Das eine sieht schöner aus, das andere ist pflegeleichter – je nachdem, wen man fragt. Ein Bekannter hatte uns einen kleinen Betrieb empfohlen, für den ein Freund regelmäßig arbeite und der sehr schöne Holzböden verlege. Das Gespräch glich dem Vortrag beim Ökohaus-Pionier, nur dass der Mann etwas mürrischer war, als die Frau mit dem Wandquerschnitt in der Hand.

Der Betrieb entpuppte sich als Mini-Bio-Baumarkt, der sich auf Holzböden spezialisiert hatte. Seinen Vortrag begann der Besitzer mit vehementen Hinweisen darauf, was er alles auf gar keinen Fall verlegen werde. Lackiert? Da könne man gleich in eine Chemiefabrik einziehen und vorsorglich einen Platz in einer Krebsklinik buchen. Hartwachsgeölt? Ob man wahnsinnig sei? Was da alles drin stecke! Nein, auf keinen Fall. Er hub zu einem Kurzreferat über das von ihm verwendete Öl an, mit dem er ausschließlich arbeite. Das sei natürlich, biologisch, ganzheitlich, sorge für ein gutes Raumklima und so weiter – dann entwarf er ein Szenario, das dem aus dem Ökohaus verblüffend glich. Es handelte wieder von Schlafstörungen, von chronischen Kopfschmerzen, Allergien und noch schlimmeren Beeinträchtigungen. Wir bekamen das Gefühl, dass er das Parkett aussuchen dürfe und nicht wir. Als er auch noch erfuhr, dass wir einen Bauleiter hatten, der das Projekt für uns organisierte, schmiss er uns ziemlich harsch aus seinem Laden. Mit Bauleitern arbeite er nicht zusammen! Wahrscheinlich widersprachen diese Ingenieure den Ansichten des Bio-Parkettverlegers; womöglich weigerten sich Bauleiter häufig, die vermeintlichen Gesundheitsgefahren anzuerkennen, mit denen dieser Parkettleger die hohen Preise seiner Angebote rechtfertigte.

Die Stromleitungen rauben einem den Schlaf, das Parkett verleiht chronische Kopfschmerzen – wahrscheinlich waren wir ganz schön naiv, dass wir beim Hausbau keine Gesundheitsgefahren vermutet hatten. Aber nach einigen Monaten als Bauherr stellte ich mir die Frage, wie ich eigentlich meine eigene Jugend überlebt hatte. Aufgewachsen bin ich in einer Reihenhaussiedlung. Zwischen den beiden Häuserreihen befand sich eine große Wiese, auf der wir Kinder täglich spielten. Die Fläche war nur deshalb nicht bebaut worden, weil eine Stromtrasse darüberführte und der Platz frei bleiben musste. Aus dem Fenster meines Kinderzimmers hatte ich einen perfekten Blick auf die Hochspannungsleitungen. Die Kabel waren keine 100 Meter von meinem Bett entfernt. Was der Ökohaus-Pionier wohl zu dieser Anlage gesagt hätte? Und wie der Parkettleger wohl den Teppichboden kommentiert hätte, der in meinem Elternhaus vom Bauträger auf den Boden geklebt worden war? Zum Glück ahnte ich damals nichts von den Ängsten und Sorgen, die heute rund um solche Dinge kursieren.

Je gesünder eine Gesellschaft wird, desto kränker fühlen sich die Menschen.

Die viel beachtete Diagnose des Harvard-Psychiaters Arthur Barsky gewinnt stetig an Brisanz: Je gesünder eine Gesellschaft wird, desto kränker fühlen sich die Menschen. Geschichten wie jene der Verkäuferin im Mustergebäude des Ökohaus-Anbieters dienen dabei als Kristallisationskeime des Leidens, die Ängste mit Inhalt füllen. Wer für diese Warnungen empfänglich ist, der betrachtet seine nächsten schlaflosen Stunden in einem Haus ohne Elektrosmogabschirmung in einem neuen Licht. Die durchwachte Nacht dient ihm nun womöglich als Beweis für die Behauptungen des Ökohaus-Anbieters; und seine nächste Kopfschmerzepisode vervollständigt sein neues Leiden. So kann aus Angst die Überzeugung reifen, tatsächlich krank zu sein. Und eines ist sicher: Die Leiden sind real, die Symptome, die Menschen verspüren, sind keine freie Wahl, sondern stellen echten Leidensdruck dar. Nur die Ursache könnte eine andere sein, als der vermeintliche Patient glaubt. Sie liegt wahrscheinlich häufig in den Ängsten, die uns so viele Akteure einreden und nicht in der physiologischen Wirkung eines Giftes oder einer Strahlung.

Unsere Gegenwart zeichnet sich durch einen schier wahnhaften Fokus darauf aus, gesund zu leben. Die großen gesellschaftlichen Utopien scheinen alle gescheitert zu sein und haben ihre Anziehungskraft verloren. Stattdessen regiert heute die Ideologie vom richtigen, vom gesunden Leben. Das Ziel dieser Denkweise stellt nicht eine perfekte Gesellschaft, sondern ein perfektes Individuum dar: Dieses utopische Selbst verwirklicht all seine Träume in einem gesunden Körper, führt ein erfolgreiches Leben, maximiert sein Glück und Wohlbefinden. Wie alle Utopien ist auch diese zum Scheitern verurteilt. Das Streben gesunder Menschen nach mehr Gesundheit erzielt absurderweise das Gegenteil. Wenn alles Handeln darauf ausgerichtet wird, das eigene Wohlbefinden zu steigern, dann

> Wir richten unseren Fokus wahnhaft darauf aus, gesund zu leben.

17

lauern überall Gefahren, die dieses bedrohen. Jeder schwache Widerhall aus Körper und Geist könnte ein Vorbote des Unglücks sein und wird mit entsprechender Sorge und Aufmerksamkeit bedacht. Objektiv mögen die Menschen in den westlichen Industrieländern heute im Schnitt gesünder sein als einst; subjektiv fürchten sie um den Verlust ihres Wohlergehens. Auf diesem Nährboden gedeihen Ängste und sorgen dafür, dass sich reale Symptome äußern.

Die Sorge vor Gesundheitsrisiken – zum Beispiel durch neuartige Technologien oder sonstige Aspekte des modernen Lebens – korreliert mit dem Verhalten der verunsicherten Menschen. Wer viele Risiken wittert, nimmt auch häufiger medizinische Angebote wahr, wird eher selbst im Namen seiner Gesundheit aktiv und klagt mit höherer Wahrscheinlichkeit über Beeinträchtigungen und Symptome. Mit anderen Worten: Wer von besonderen Sorgen geplagt wird, der leidet auch mit höherer Wahrscheinlichkeit. Diese Beobachtung ließe sich leicht als bloßes Henne-und-Ei-Problem abtun. Was war zuerst da – der Schmerz oder die Sorge? Wer leidet, ängstigt sich natürlich um seine Gesundheit, oder? Viele Studien aus Psychosomatik, der Psychologie, der Medizin und anderen wissenschaftlichen Disziplinen legen allerdings nahe, dass es sich genau andersherum verhält: Wir leiden, weil wir uns sorgen – nicht umgekehrt. Und das Perfide an der ganzen Sache ist: Wir leiden und sorgen uns immer mehr, je besser es uns geht.

»Die Mehrheit der Bevölkerung gibt an, dass sie sich starke oder sehr starke Sorgen rund um Aspekte des modernen Lebens macht, die sich auf ihre Gesundheit auswirken könnten«, schreiben etwa Gesundheitspsychologen um Winfried Rief von der Universität Marburg im Fachmagazin *Journal of*

Psychosomatic Health. Um die Schwere dieser Ängste noch mal zu verdeutlichen, sollte eine weitere Beobachtung aus ihrer Studie besonders beachtet werden: Nur sechs Prozent der Befragten sagten, dass sie sich gar nicht um ihre Gesundheit sorgen würden. Sechs Prozent! Unter 100 Menschen befinden sich demnach lediglich sechs Personen, die ihr Leben so leben, wie es die unzähligen Ratgeber predigen: Sie sorgen sich nicht. Den 94 besorgten oder verängstigten Menschen muss aber auch zugutegehalten werden, dass es inmitten der unzähligen Nachrichten rund um vermeintliche oder echte Gesundheitsgefahren auch wirklich schwer bis unmöglich ist, die Ruhe zu bewahren.

Unter Frauen scheint der Grad der Gesundheitsängste laut der Studie sogar noch ein wenig stärker ausgeprägt zu sein als unter Männern. Woran das liegt? Vielleicht haben Frauen eine höhere Affinität zu Gesundheitsthemen – etwa, weil sie es sind, die schwanger werden –, und die Männer sind ja sowieso als Arztmuffel verschrien. Je größer die Sorgen sind, desto stärker war laut der Studie auch die Neigung zu Symptomen und depressiven Verstimmungen. Ach ja, ihre Lebensqualität geben die sorgenvollen Menschen natürlich auch als geringer an.

Hauptsache gesund. Nur wozu das Ganze? Gesunde Menschen jagen danach, noch gesünder zu werden, was auch immer das heißen soll. Sie wollen fit werden, um fit zu sein. Es bleibt unbeantwortet die Frage, was sie denn machen wollen, wenn sie Gesundheit erlangt haben. Wozu der Stress? Am Ende sollte es doch darum gehen, Vergnügen zu suchen oder ein erfülltes Leben. Dafür ist eine intakte Gesundheit sicher eine Voraussetzung – beziehungsweise, es ist leichter, solche Dinge zu tun, zu erreichen, wenn es einem gut geht. Nur wenn Gesundheit als Wert an sich zum Ziel wird, dann finden andere Ziele weniger oder sogar keinen Platz mehr. Und ein permanentes Streben nach mehr Gesundheit, nach besserem Wohlbefinden, nach noch besserer Fitness ist das garantierte Ticket zu andauernder Unzufriedenheit. Je mehr Wert wir der Gesundheit beimessen, desto fragiler wird sie für uns.

Das permanente Selbstbespiegeln ist nichts anderes als eine ständige Suche nach Zeichen des Leidens. Denn nach Zeichen des Wohlbefindens zu fahnden, ist ungleich schwerer. Wie lässt sich Glück erkennen? Wohlbefinden oder Gesundheit, das sind Momente selbstvergessener Beschwerdelosigkeit. Momente oder Zeiten im Leben, in denen wir uns eben nicht auf unseren Körper konzentrieren, in denen wir nicht in uns hineinhorchen, sondern vielleicht gerade ein Buch lesen, mit Freunden Zeit verbringen, auf einem Fahrrad unterwegs sind, im Garten wurschteln oder ein Essen vorbereiten. Wenn wir uns auf unseren Körper und dessen ersehnte Unversehrtheit konzentrieren, fahnden wir in diesen Momenten automatisch nach negativen Zeichen – wir suchen Signale, die eine gesundheitliche Beeinträchtigung anzeigen. Natürlich hoffen wir in diesen Momenten, keines dieser Signale zu finden. Das aber ist fast unmöglich. Irgendein Gelenk zwickt doch immer ein bisschen, das Knie, die Schulter oder vielleicht doch mal wieder der Rücken? Und der Magen, der Hals, irgendwas ist immer! Sobald wir uns darauf konzentrieren, verstärken wir das Unbehagen. Versuchen Sie einmal, sich bewusst auf Ihren Atem zu konzentrieren. Ein- und auszuatmen passiert sonst automatisch. Erst wenn man jedem Atemzug nachspürt, stellt sich ein gewisses Unbehagen ein – zumindest wenn man ungeübt darin ist und nicht im Rahmen einer Mediation oder anderen Techniken daran gewöhnt ist, seinen Atem mit Achtsamkeit zu bedenken.

Die Gesundheitsindustrie – wer ist das eigentlich?

Die Industrie schürt unsere Sorgen. Sie liefert den Inhalt, mit dem wir unser Unbehagen auskleiden können. Sie setzt die Zeichen, nach denen wir mit Angst suchen können. Wenn in diesem Buch die Rede von »der Industrie« ist, dann schließt dieser Begriff alle Akteure ein, die mit ökonomischem Interesse handeln und gesundheitsrelevante Angebote machen beziehungsweise Informationen verbreiten und verkaufen, die das Thema Gesundheit betreffen.

Die Industrie schließt also Pharmakonzerne ein, die überteuerte neue Medikamente auf den Markt drücken, deren Nutzen nicht größer ist als der von billigeren Mitteln, die normale Umstände des Lebens zu Krankheiten ernennen oder etwa Verfahren bewerben, für deren Nutzen es keinen Beweis gibt. Gemeint sind Lebensmittelkonzerne, die Nahrungsmittel verkaufen, die angeblich besonders gesund machen. Gemeint sind Ärzte, die ihren Patienten unnötige Tests oder Untersuchungen aufschwatzen. Gemeint sind aber auch Heilpraktiker, die mit schnellen Diagnosen zur Hand sind und besonders die wissenschaftliche Medizin dämonisieren. Gemeint sind auch Öko-Produzenten, die ihre Waren verkaufen, indem sie Ängste vor Produkten schüren, die nicht nach Bio-Maßstäben hergestellt worden sind. Und dann ist da schließlich noch die Öffentlichkeit, Medien, Verlagshäuser, das Internet. Auch diese werden mit dem Begriff »Industrie« umfasst.

Das Thema Gesundheit zieht offenbar immer. In Büchern warnen Autoren vor vermeintlichen Risiken und ernennen zum Beispiel Weizen zum Grundübel der Gegenwart und Auslöser zahlreicher Zivilisationskrankheiten. Große Nachrichtenmagazine berichten über die Gefahren durch Zucker und ernennen diesen zum »weißen Gift« oder zur gefährlichen Droge. Überall prasseln vermeintliche Gefahren auf die Leser und den Konsumenten ein. Medizinberichte und Beiträge funktionieren offenbar nur in zwei unterschiedlichen Varianten: Entweder wecken sie unbegründete Hoffnungen, indem von vermeintlichen Durchbrüchen und Wundermitteln die Rede ist; oder sie schüren Ängste, indem sie Gefahren betonen und Risiken übertreiben. Zurück bleibt der verunsicherte Verbraucher, der am Ende so etwas wie ein lebenslanger Patient wird: Indem er unbedingt gesund sein will, wittert er überall Gefahren; indem er unbedingt gesund sein will, geht es ihm immer schlechter.

Reizthema Nachwuchs

Mit besonderer Wucht konfrontiert einen die anstehende Geburt eines Kindes mit dem Thema. Auf einmal ist alles gefährlich. Vor der Geburt unseres Sohnes nahmen wir zum Beispiel auch an einem Geburtsvorbereitungskurs teil. Das gehört mittlerweile zum Curriculum der Elternschaft dazu, auch wenn die Meinungen zu Sinn und Unsinn dieser Veranstaltungen gespalten sind. Die zweitägige Veranstaltung bot einen tiefen Einblick in die Ängste junger Eltern. Gleich zu Beginn des Kurses meldete sich ein angehender Vater und bat die Hebamme um Rat. Er hatte die Zeitschrift *Ökotest* gelesen, in der es wohl einen Test von Wickelkommoden gegeben hatte. Das Magazin habe angemahnt, dass zahlreiche dieser Möbelstücke »chemische Substanzen ausgasen«, so sagte er und wollte nun wissen, welches Modell er sich anschaffen könne, ohne das Leben seines Babys zu gefährden. Die Hebamme blicke ihn ratlos an und versuchte ihn zu beruhigen. Ein anderer Vater erzählte später, er habe selbst eine Wickelauflage gebaut und dabei die Holzteile mit Holzzapfen verbunden, damit kein Metall darin ist – irgendwie baue sich sonst daraus ein »Energiefeld auf«, so behauptete er, das dem Baby schade.

Mütter sorgten sich, dass die Peridurialanästhesie (PDA) dem Kind schaden könne. Ob man nicht auf jeden Fall die Wehenschmerzen komplett ertragen müsse, weil die örtliche Betäubung das Kind beeinträchtigen könne? Die Hebamme versuchte zu beruhigen, aber die Angst war bei einigen einfach da. Später verabredete ich mich einmal mit einem der Väter, um einen Männer-Baby-Spaziergang zu machen. Kaum hatten wir uns getroffen, eröffnete er den Nachmittag mit dem leidigen Impfthema. Wer heute ein Kind bekommt, wird automatisch damit konfrontiert. Impfgegnern gelten die Immunisierungen als universales Übel. Hunderte Studien haben widerlegt, dass die Masern-Mumps-Röteln-Impfung zum Beispiel Autismus auslösen kann – egal, die Angst ist in der Welt, und der Pharmaindustrie traut man sowieso jede menschenverachtende Grausamkeit zu. Bei unserem Spaziergang hielt mir der junge Mitvater einen Vortrag über vermeintlich giftige Zusätze in Impfstoffen. Was da alles drin sei, ein reinster Giftcocktail, behauptete er, und malte ein düsteres Bild der Gesundheit künftiger Generationen. Krebs, Diabetes, Allergien – alles sei auf Impfungen zurückzuführen. Auch das ist unbelegter Unsinn, doch die Ängste sind real.

Schließlich endete der Vortrag mit einer besonders exotischen Angst: Es ging um die angeblich schreckliche Wirkung der Blickrichtung eines Babys. Viele Eltern tragen ihre Babys mit einer Art umgedrehtem Rucksack durch die Gegend. Für die Tragevorrichtungen hat sich die Marke »Babybjörn« als Bezeichnung eingebürgert, so wie Tesa-Film für Klebestreifen. Man schnallt sich den Babybjörn vor die Brust und setzt sein Kind hinein – und bekommt nach einer Weile Rückenschmerzen, um die es hier jetzt aber nicht gehen soll. Man kann das Baby so in die Tragevorrichtung setzen, dass es mit den Augen zur Brust der Mutter oder des Vaters blickt. Oder andersherum, so dass das Kleine nach vorne schaut und mitbekommt, wohin der elterliche Träger marschiert. Aber zu welchem Preis?

Der Mitvater senkte seine Stimme und raunte, welch Widrigkeit ihm da zugetragen worden war: Das Kind sei nämlich von den vielen optischen Reizen überfordert, wenn es nach vorne blicke, sagte er. Da gebe es so viel zu sehen, dass die jungen, unreifen Synapsen im Babygehirn regelrecht durchschmoren, fuhr er fort. Habe er zumindest mal gehört. Aber da sei vielleicht doch etwas dran, denn die Folgen der Reizüberflutung seien überall zu beobachten: hibbelige Kinder, Konzentrationsstörungen, ADHS und so weiter. Und am Ende würden die Kinder dann mit Ritalin vollgestopft, sagte er. Eingeborenenstämme würden ihre Kinder übrigens immer mit dem Gesicht zum Körper der Mutter tragen, genau aus diesem Grund. Ich schwieg. Ich wusste nicht, was ich darauf antworten sollte. Eine absurde Angst mehr.

Pestizide: Meinung vor Wissen?

Vieles im Leben stellt ja tatsächlich ein Risiko dar, auch wenn die Blickrichtung eines Babys sicher nicht dazu gehört. Aber niemand will bestreiten, dass zum Beispiel Pestizide für viele Organismen giftig sind. Was Insekten tötet, Pilze vernichtet oder Unkraut absterben lässt, das ist wahrscheinlich auch für Menschen kein Vitamin-Cocktail. Wir versagen im Alltag jedoch bei der Frage, wie groß die Risiken für uns selbst eigentlich sind, denen wir ausgesetzt sind. Was bedeutet das, wenn wir zum Beispiel einen Apfel essen, der mit Pflanzenschutzmitteln behandelt worden ist, während er an einem Baum in Südtirol, am Bodensee oder im Alten Land gereift ist? Um das zu beantworten, müssten wir wissen, mit welcher Substanz der Apfel behandelt wurde, wie viel von dem Stoff überhaupt noch auf der Frucht ist – und ab welcher Menge Pestizidrückstände eine gesundheitliche Gefahr darstellen. Und zwar wenn man sie einmal zu sich nimmt? Oder immer wieder? Alle diese Fragen können wir nicht beantworten, das wäre aber auch viel zu viel verlangt, über Grenzwerte, Stoffklassen, Fütterungsversuche und andere Dinge zu grübeln, während man im Supermarkt vor den Äpfeln steht und überlegt, ob es nun Elstar, Braeburn oder Golden Delicious sein soll.

Nein, wir behelfen uns mit einer mentalen Abkürzung: Wir reagieren nur auf den negativen Reiz, der von dem Wort »Pestizide« ausgeht – und bekommen es mit der Angst zu tun. Es geht um unsere Psyche. Menschen reagieren nicht auf objektive Risiken, sondern darauf, wie sie diese wahrnehmen. Das haben Psychologen und andere Wissenschaftler immer wieder beobachtet und in vielen, vielen Studien belegt. Es kommt nicht darauf an, ob etwas gefährlich ist – es reicht, wenn es sich gefährlich anfühlt. Das sind zwei verschiedene Paar Schuhe. Um zu verstehen, warum wir glauben, dass überall Risiken und Nebenwirkungen lauern, müssen wir uns unserer Psyche zuwenden und verstehen, welche Faktoren unsere Wahrnehmung beeinflussen. Es sind weniger die Fakten, die Menschen davon überzeugen, dass etwas wahr oder falsch ist. Es ist vielmehr das Gefühl, das diese Fakten auslösen – das gilt ganz besonders für alles, was mit unserer Gesundheit zu tun hat. In kaum einem anderen Bereich kursieren so viele Mythen und Irrtümer.

> **Am Ende sind es unsere eigenen überzogenen Ansprüche, die uns krank machen.**

Und in kaum einem anderen Bereich plagen uns unsere eigenen Ansprüche so sehr, wie in diesem. Der Erfolg der Medizin hat die Illusion in uns geweckt, wir Menschen hätten einen Anspruch darauf, ein Leben frei von jeglicher Beeinträchtigung zu führen. Ein Leben voller Glück und ohne Leiden. Am Ende sind es unsere eigenen überzogenen Ansprüche, die uns krank machen.

Täglich grüßt Tschernobyl

Die Gegenwart mit all ihren Ängsten erinnert manchmal an das Jahr 1986, an die Zeit, als der Kernreaktor in Tschernobyl havarierte und der nukleare Fallout über Europa hinwegzog. Ich war damals zwölf Jahre alt. Ich hatte keine Ahnung von Atomkraftwerken, von Radioaktivität und dergleichen. Ich verstand nur, dass etwas wirklich Schreckliches passiert war. Meine Eltern waren ernst und besorgt. Es regnete an den Tagen, als die Nachrichten langsam konkreter wurden. Wir fuhren mit dem Auto in die Stadt. Durch die regennassen Scheiben betrachtete ich Titelseiten der Zeitungen an den stummen Verkäufern. Meine kleine Schwester, damals knapp zwei Jahre alt, krabbelte in den Tagen kurz nach dem Unglück in eine alte Zinkwanne voll Regenwasser, die auf unserem Balkon stand. Es war das Tschernobyl-Regenwasser. Meine Mutter drehte schier durch vor Angst, dass meine Schwester davon krank werden würde.

Wir älteren Kinder verstanden in den Tagen und Wochen nach dem Reaktorunfall in der damaligen Sowjetunion die Welt und die Erwachsenen noch weniger als zuvor. Wir durften am Spielplatz nicht mehr in den Sandkasten. Wir sollten im Freibad nicht mehr auf der Wiese liegen. Einigen Kindern erlaubten die Eltern zwar, dort wie in den Sommern zuvor in der Sonne herumzulümmeln – aber sie mussten sich auf Isomatten legen. Die Eltern hegten die Hoffnung, dass diese Campingutensilien ein wenig Radioaktivität abschirmen würden; immerhin bestanden die Matten ja aus einer dicken Schicht Kunststoff – aber höchstwahrscheinlich machten sie allenfalls einen psychologischen Unterschied.

In der Nachbarschaft organisierte sich ein sogenannter Milchring. Reihum fuhr je eine Familie zu einer Molkerei auf dem Land, deren Kühe seit dem Reaktorunfall im Stall blieben und mit Silofutter versorgt wurden, das nicht mit Radioaktivität belastet war. Im Keller lagerten Dosen und Einmachgläser voller Milchpulver, die für den Moment gehortet wurden, in dem der Molkerei das unbelastete Silofutter ausgehen würde (das Milchpulver schmissen wir nach Jahren weg). Außerdem wurde darüber diskutiert, ob Jodtabletten angeschafft und eingenommen werden sollten. Schon wir

Kinder lernten mit Begriffen wie Halbwertszeit, Cäsium, Strontium und Super-GAU zu operieren.

Die Katastrophe von Tschernobyl war eine unglaubliche Tragödie. In Westeuropa, in Deutschland bestanden die Auswirkungen des Reaktorbrandes jedoch hauptsächlich darin, dass sich Angst verbreitete. Niemand wusste damals, wie groß das Risiko war, durch die radioaktive Belastung zu erkranken oder gar zu sterben. Und niemand wusste, wie man sich am besten davor schützen könnte. Reichte es, keine Pilze aus dem Wald mehr zu sammeln und zu essen? Reichte es, ein paar Wochen unbelastete Milch zu kaufen und den Sand am Spielplatz auszuwechseln? Die einzige Gewissheit, die damals bestand, war die Angst. Sicher war nur das Gefühl, dass die eigene Gesundheit und die der Kinder akut gefährdet waren.

In der Gegenwart fühlt sich der kollektive Umgang mit Gesundheitsgefahren gelegentlich an, als habe sich der Ausnahmezustand in den Wochen nach Tschernobyl bis heute erhalten. Wir reagieren auf alle möglichen und tatsächlichen Gefahren, als seien wir mit einer Katastrophe konfrontiert.

Auf diesem Nährboden gedeihen Ängste, die dafür sorgen, dass sich reale Symptome äußern. Wir wünschen uns ein Leben ohne Leiden. Wir sind gesund und fühlen uns krank. Wir leben im Krankheitswahn.

Es geht uns aber besser, als wir uns fühlen. Wir müssen es nur einsehen. Und das funktioniert am besten, indem wir verstehen, warum wir so heftig und bereitwillig auf Warnungen reagieren; indem wir verstehen, welche psychologischen Mechanismen dahinterstecken. Und welche Auswirkungen das auf uns hat. Es geht uns verdammt gut, es sollte sich aber endlich auch so anfühlen.

GESUNDHEIT!
Was ist das eigentlich?

Als Anna jung ist, gibt es in ihrer Heimat nichts anderes zu essen als Gras und Mäuse. So berichten es die Kirchenchroniken jener Zeit. Hungersnöte plagen die Menschen im Allgäu des ausgehenden 18. Jahrhunderts. Als Anna 15 Jahre alt ist, erlebt sie die Schrecken des Krieges, die Armeen Napoleons ziehen durch ihre Heimat, plündern, morden und liefern sich Gefechte mit den Truppen des deutschen Kaisers, unter denen die Bevölkerung ebenfalls zu leiden hat. Mit 21 Jahren heiratet Anna, und gerade zehn Monate nach ihrer Trauung bringt sie ihr erstes Kind zur Welt. Kurz darauf folgt die zweite Geburt, und so geht es weiter im steten Takt. Nach 23 Jahren Ehe gebiert sie ihr 16. Kind – da ist sie gerade 44 Jahre alt. Acht ihrer Kinder sterben bei der Geburt oder vor ihrem dritten Geburtstag.

Anna führte ein hartes, ein entbehrungsreiches Leben. Doch wie der Autor Andreas Möller in seinem 2013 erschienen Buch »Das grüne Gewissen« schildert, lebte seine Urahnin Anna ein Leben, das zu dieser Zeit normal war. Die Mutter seines Urururgroßvaters Caspar, so betont Möller, erlebte weder besondere Tragödien, noch war ihr Leid im Vergleich zu anderen Menschen unermesslich. Sie führte ein Leben auf dem Land, wie es damals normal war.

Hygiene, wie sie vor Kurzem noch normal war

Die hygienischen Zustände waren vor gut 200 Jahren vergleichsweise katastrophal in ganz Europa, die Ernährungslage prekär. Selbst wenn keine Hungersnot die Menschen auszehrte, gab es nur schmale Kost. Haferschleim oder Brei aus anderem Getreide stellte die Hauptnahrungsquelle der meisten Menschen dar. Abwechslung gab es kaum: Obst oder Gemüse standen nur zur Verfügung, wenn Erntezeit war – wenn man denn überhaupt das Glück hatte, Zugang zu solchen seltenen Köstlichkeiten zu haben. Das Trinkwasser wimmelte vor Keimen. Oft schmeckte es nach dem Vieh, das im Bach getränkt wurde, aus dem auch die Familie ihr Wasser holte. Und oft genug landeten sogar Fäkalien im Trinkwasser. Die Familien teilten sich enge Zimmer, häufig schliefen sie alle in einem Raum, auf Strohsäcken, in denen Wanzen, Flöhe, Läuse und anderes Ungeziefer hausten.

Infektionen streckten die Menschen nieder, die von Mangelerscheinungen durch die schlechte und einseitige Ernährung ohnehin geschwächt waren. Viele plagten chronische Lungenerkrankungen, weil das Feuer im Herd die engen dunklen Räume ständig verqualmte und verrußte. Auf dem Land konnte kaum jemand lesen und schreiben. Wofür auch, Zerstreuung gab es keine – höchstens ein Besuch in der Kirche lenkte von der harten Arbeit auf dem Feld ab. Mutterschutz existierte natürlich auch keiner, nicht einmal besondere Rücksichtnahme für die schwangeren Frauen – wie denn auch: Es ging ums nackte Überleben, und schwanger zu sein, war der Normalzustand, wenn man 16 Kinder binnen 23 Jahren gebiert. Im Alter von 50 Jahren und zwei Monaten stirbt Anna nach einem normalen, entbehrungsreichen Leben im frühen 19. Jahrhundert.

Es ist noch nicht lang her, da starben in Deutschland 25 von 100 geborenen Kindern: Um das Jahr 1870/1871, als sich die deutschen Kleinstaaten nach dem Krieg mit Frankreich zum Deutschen Reich zusammengeschlossen hatten, lag die Kindersterblichkeit bei etwa 25 Prozent, in manchen Regionen des Landes sogar deutlich höher. Noch um 1900 starben im Deutschen Reich jährlich etwa 400 000 Kinder an Infektionen, an den Folgen von Mangelernährung, an Durchfall und anderen Widrigkeiten, die (bei uns) in der Gegenwart kein Risiko mehr darstellen.

Es ist noch nicht lange her, dass in Hamburg das Trinkwasser ungefiltert aus der Elbe entnommen wurde und die Cholera in der Stadt ausbrach: Mehr als 8500 Menschen starben auf diese Weise 1892, etwa doppelt so viele infizierten sich mir der gefährlichen Krankheit. Die Cholera konnte sich leicht ausbreiten, weil in Hamburg besonders viele arme Menschen auf engstem Raum unter entsetzlichen hygienischen Bedingungen leben mussten.

Es ist noch nicht lange her, dass im Winter 1946/1947 die Nahrungsmittelversorgung zusammenbrach. Weil der Winter besonders hart und Wohnraum in den zerstörten Städten nach dem Krieg knapp war, starben mehrere hunderttausend Menschen in Deutschland an den Folgen von Hunger, Kälte und Krankheiten.

Es ist außerdem noch nicht lange her, dass verheerende Infektionskrankheiten unter den Bewohnern der reichen Industriestaaten grassierten. In den 1950er-Jahren traten noch regelmäßig größere Diphterie-Epidemien auf. Die Krankheit schnürt den Betroffenen regelrecht den Hals ab, bis sie kaum mehr atmen können. Die Behandlung der Patienten bestand unter anderem darin, sie mit sogenannten Respiratoren zu beatmen. Damit waren Kliniken jedoch häufig überfordert, wenn während eines Krankheitsausbruchs zu wenig Beatmungsgeräte für die Zahl der Patienten zur Verfügung standen. In den USA behalf man sich, indem in Turnhallen, Schulen und anderen öffentlichen Gebäuden Behelfskliniken eingerichtet wurden, in denen unter anderem Medizinstudenten die erkrankten Kinder mit Beuteln per Hand beatmeten.

All das ist noch nicht lange her.

Es geht uns gut

Wenn wir unserer Urururururgroßmutter erzählen könnten, wie wir heute leben – mit Impfungen und Schmerzmitteln, mit sauberem, fließendem Wasser in jedem Haus, mit gefüllten Kühlschränken, Verhütungsmitteln, Elektrizität, Supermärkten und der Möglichkeit, jederzeit einen Arzt zu sehen – sie würde ihre Hände vor ehrfürchtigem Staunen ineinanderlegen und sagen: »Ihr lebt im Paradies! Ihr solltet endlos dankbar sein.« Im Vergleich mit den Träumen der Menschen vergangener Generationen leben wir tatsächlich im Paradies – wir verfügen über Annehmlichkeiten, von denen die Menschen einst nicht einmal träumen konnten –, weil sie um Lichtjahre jenseits der einstigen Vorstellungskraft liegen.

Schon die nackten Daten beeindrucken. Seit 1800 ist die Weltbevölkerung ungefähr um das Sechsfache gewachsen. Und obwohl so viel mehr Menschen auf dem Planeten leben, hat sich die globale Lebenserwartung im Durchschnitt verdoppelt. Alleine in den Jahren zwischen 1955 und 2005, wie etwa der Autor Matt Ridley ausführt, ist der durchschnittliche Lohn jedes Menschen inflationsbereinigt um das Dreifache gestiegen. Auch die Ernährungslage verbesserte sich in diesem Zeitraum enorm: Die durchschnittliche Kalorienaufnahme ist um ein Drittel gestiegen.

Auch die Einschätzung der gegenwärtigen Gesundheitslage auf der Welt klingt rosig. »Der aktuelle Ausblick für die weltweite Gesundheit stellt sich besser dar als jemals zuvor, auch wenn der Fortschritt ungleich verteilt ist«, so hieß es im Wissenschaftsmagazin *Science* Ende des Jahres 2014. Was? Wie bitte? Man mag es ja gar nicht so recht glauben. Hallo – Vogelgrippe, Schweinegrippe, Ebola, Rückkehr der Pest – um nur ein paar Seuchen zu nennen, die in den Ländern der Welt grassieren, sind die etwa schon vergessen? Und was ist mit der globalen Epidemie der Fettleibigkeit? Wohlstandsleiden, Diabetes, Burn-out? Was erzählen Jaime Sepúlveda von der University of California in San Francisco und Christopher Murray von der University of Washington in Seattle da in *Science,* immerhin dem weltweit renommiertesten Wissenschaftsmagazin?

Schauen wir es uns genauer an und konsumieren noch ein paar beeindruckende Zahlen. Weltweit sinkt die Kindersterblichkeit, sogar in den ärmsten Ländern. Zwischen 1990 und 2013 ist die Sterblichkeitsrate von Kindern unter fünf Jahren um 48 Prozent geschrumpft. Bei gleichzeitig hohem Bevölkerungswachstum, das vor allem in den ärmsten Ländern stattfindet. Die weltweite Sterblichkeit von Kindern unter fünf Jahren ist von 14 Prozent aller Geburten im Jahr 1970 auf fünf Prozent im Jahr 2010 gesunken. Bis 2030 könnte die Rate auf zwei Prozent zurückgehen.

Infektionen sind weltweit als Todesursache auf dem Rück-zug, und auch Ernährungskrisen fordern weniger Leben als noch vor wenigen Jahrzehnten. Zwischen 1990 und 2010 hat sich die Lebenserwartung weltweit erheblich erhöht. 1990 lag sie für Männer bei 56,4 Jahren und für Frauen bei 61,2 Jahren. 2010 hatten sich diese Werte auf 67,5 Jahre (Männer) und 73,3 Jahre (Frauen) erhöht. In den Industrieländern liegt die Lebenserwartung seit Jahrzehnten deutlich höher – in Deutschland beträgt sie für Männer etwa 77,7 und für Frauen 82,7 Jahre. Aber es ist bei dem weltweiten Wert eines zu bedenken: In die Berechnung der weltweiten Lebenser-wartung fließen auch Daten aus Ländern wie der Republik Kongo, Liberia, Syrien, Somalia und anderen Krisenstaaten. Trotzdem verbessert sich die Situation, wenn man sie global betrachtet. Offenbar passiert etwas auf der Welt, einiges ist auf dem Weg zum Guten.

Wer länger lebt, lernt neue Todesursachen kennen

Heute gibt es neue tödliche Krankheiten. Um das Jahr 1900 hießen die übelsten Killer Influenza, Lungenentzün-dung, Tuberkulose und Magen-Darm-Infektionen. In-fektionskrankheiten waren das große Risiko. Heute kos-ten andere Leiden Leben: Herzinfarkte, Krebs, Schlaganfälle – Altersleiden also und chronische Erkrankungen. Die Län-der mit der höchsten Lebenserwartung zeigen auch die höchste Krebsmortali-tät. Warum? Weil das Alter der Hauptrisikofaktor für eine Krebserkrankung ist. Früher sind die Menschen schlicht

Nüchtern gesehen zeugen Altersleiden von medizinischem Luxus.

und einfach gestorben, bevor sie im Alter Krebs bekommen konnten.

Vergessene medizinische Durchbrüche

1928 standen Medizinern lediglich für fünf bis zehn Prozent aller Leiden halbwegs effektive Behandlungsmethoden zur Verfügung; im Jahr 1976 lag die Quote schon bei 50 bis 55 Prozent. Seither steigt die Erfolgsrate weiter, nur eines muss klar sein: Sie wird niemals bei 100 Prozent liegen. Die großen Erfolge der Medizin liegen noch nicht besonders weit in der Vergangenheit. Erst in den 1930er-Jahren standen Ärzten sogenannte Sulfonamide zur Verfügung. Der deutsche Arzt Gerhard Domagk entdeckte 1935 die antibakterielle Wirkung der Verbindung Sulfamidochrysoidin, die unter dem Namen Prontosil vermarktet wurde. Das Medikament wirkte besonders gegen Streptokokken, Staphylokokken und Coli-Bakterien. Domagk erhielt für seine Arbeit den Medizinnobelpreis 1939, dessen Annahme ihm aber von den Nazis untersagt wurde.

Ein Nobelpreis für eine antibakteriell wirksame Substanz? Aus heutiger Sicht mag das banal klingen, doch diese Stoffe gaben Ärzten erstmals eine Möglichkeit, Infektionen direkt zu behandeln. Vor 1935 war das so gut wie unmöglich. Schon banale Infektionen ansonsten harmloser Wunden konnten sich zu lebensbedrohlichen Leiden auswachsen, die einen Patienten für Wochen oder Monate außer Gefecht setzten oder ihm sogar das Leben nahmen.

Wenige Jahre später, zu Beginn der 1940er-Jahre, folgte die Markteinführung eines weiteren Wundermittels: Penizillin. Mit diesem Antibiotikum verlor einer der schlimmsten Killer seinen Schrecken, es war möglich, damit Lungenentzündungen zu behandeln. Wenige Jahre darauf folgten weitere Antibiotika, die nun die Behandlung von Tuberkulosepatienten zuließen. Erst seit etwa 70 Jahren ist es überhaupt möglich, bakterielle Infektionen zu therapieren – das vergessen wir, wenn wir über Antibiotika schimpfen und sie dann doch verschrieben haben wollen, wenn wir uns krank fühlen.

Dass wir heute etwa doppelt so alt werden wie unsere Ahnen im frühen 19. Jahrhundert, liegt nicht daran, dass wir im Biomarkt Lebensmittel einkaufen, regelmäßig zum Yoga oder zur Krebsfrüherkennung gehen. Nein, unser langes Leben in meist guter Gesundheit beruht auf den Erfolgen gegen Infektionskrankheiten wie Antibiotika und Impfkampagnen. Vor allem der Verbesserung der Hygiene sowie der Versorgunglage mit Lebensmitteln haben wir viel zu verdanken. Doch es ist seltsam: Wir sehnen uns nach den vergangenen Zeiten, als habe damals eine Art friedliches, gesundes Utopia geherrscht – und reagieren überrascht, wenn wir Geschichten wie die von Anna aus dem Allgäu hören.

Gut, das Trinkwasser mag verkeimt gewesen sein, als das Leben auf dem Land so hart war. Aber immerhin, so könnte man reflexhaft einwenden, immerhin war die Umwelt intakt. Aber war das so? Umweltzerstörung ist kein Phänomen der Moderne. Schon vor Jahrhunderten wurden etwa in Deutschland gigantische Waldflächen gerodet, um Holz zu Kohle zu machen. Und auch die akute Umweltproblematik der frühen Bundesrepublik hat sich verbessert. Die Flüsse in Deutschland werden immrt sauberer, die Waldflächen in Europa dehnen sich wieder aus, die Luftverschmutzung ist dramatisch zurückgegangen. Die Schadstoffkonzentration im Körper der durchschnittlichen Bürger ist kräftig gesunken. In Blut, Urin, Muttermilch und anderswo finden sich immer geringere Konzentrationen der allseits gefürchteten Toxine. Heinrich Heine scheint hingegen noch an einer Bleivergiftung gestorben zu sein, die durch belastetes Trinkwasser zustande gekommen war. Mitte des 19. Jahrhunderts war das kein seltener Befund.

Wir leben unter besseren Bedingungen als jemals zuvor und sind im Durchschnitt gesund wie noch nie. Doch die Klagen über den Zustand der Welt und die Angst vor der Bedrohung unserer Gesundheit nehmen stetig zu. Mit jedem Schritt in die richtige Richtung, so scheint es, schwellen die Klagelaute der Wanderer an. Es ist das Gesundheitsparadoxon, wie es der Psychiater Arthur Barsky getauft hat: Je besser es uns objektiv geht, desto schlechter fühlen wir uns. Plagen uns die eigenen Ansprüche, hat uns der hohe Lebens- und Gesundheitsstandard verdorben? Auf jeden Fall, denn alleine der Begriff »Gesundheit« ist sehr dehnbar und schwer zu definieren. Was wir Gesundheit nennen, verändert sich mit den Standards, unter denen wir leben.

Geht es uns zu gut?

Ein Erklärungsansatz für den Undank der Moderne stammt aus der Glücksforschung, die eine eigentlich abgedroschene Weisheit aufgewärmt und mit Studienergebnissen untermauert hat: Das persönliche Glücksempfinden hängt weniger von den objektiven Umständen ab als vielmehr von den eigenen Erwartungen. Dummerweise blähen sich die Ansprüche stetig auf: Wächst der Wohlstand, steigt die Hoffnung auf weitere Reichtümer und Annehmlichkeiten. Das wissen alle – und leben trotzdem in der Illusion, dass ein Lottogewinn sämtliche Probleme lösen würde, die uns im Leben plagen. Wenn alle finanziellen Sorgen aufgelöst und alle aktuellen materiellen Wünsche erfüllbar sind, dann wendet sich das Blatt endlich zum Guten, und das Leben ist nichts als Glück und Seligkeit und Amen.

Aber natürlich stimmt das nicht. Die Erwartungen eines Menschen passen sich dem Bankkonto an. Wünsche werden dann zu Träumen, wenn sie nicht leicht erfüllbar sind. Das Wesen des Sehnens ist seine Unerfüllbarkeit – zumindest zeitweise. Was ist schon das wert, was mit einem Finger-schnipsen zu haben ist? Wertvoll sind stets die Dinge, deren Anschaffung Opfer fordern – und wenn es finanzielle Opfer sind. Tja, und wer Millionen auf dem Konto hat, der sehnt sich nun nach Dingen, die mehr Millionen kosten, als er hat. So stellt sich die absurde Situation ein, dass selbst eine dramatische Verbesserung der Umstände nicht dazu führt, dass das Glück dauerhaft in dem gleichen Maße steigt. Wer erst als armer, unglücklicher Motztopf gelebt hat, der lebt nach einem Lottogewinn als reicher, unglücklicher Motztopf weiter.

Warum sollte das in Sachen Gesundheit anders sein? Es geht uns besser als jemals zuvor, die Versorgung mit sicheren, gesunden und schmackhaften Lebensmitteln ist so gut wie nie zuvor – und wir denken und fühlen wie undankbare Lottogewinner, indem wir uns auf die verbliebenen kleinen Widrigkeiten konzentrieren. Das lässt sich sowohl innerhalb als auch zwischen Gesellschaften beobachten. Laut einigen

Studien klagen die Angehörigen der Mittel- und Oberschicht eher über milde Symptome als Menschen, die in einfacheren sozio-ökonomischen Verhältnissen leben. Und das, obwohl es den wohlhabenderen Menschen objektiv besser geht.

Ein Leiden oder ein Symptom muss etwas Außergewöhnliches darstellen, um ernst genommen zu werden – ein Fallstrick für die Bewohner der westlichen Gesundheitsstaaten. In extrem armen Ländern mag zum Beispiel gelegentlicher Durchfall keiner Erwähnung wert zu sein. Das Trinkwasser ist schließlich verkeimt oder verschmutzt, die wenigen verfügbaren Lebensmittel oft schon verdorben. Wer hingegen als Büromensch des Westens nach dem Mittagessen in der Kantine mit besonderer Eile zur Toilette rennen muss, der braucht zu seiner Beruhigung womöglich eine Erklärung für den Ausrutscher seines Verdauungssystems. Schon macht er sich Sorgen darüber, ob der Fisch schlecht war oder er die Pasta nicht vertragen hat. Ähnlich könnte es sich mit Gebrechen an den Muskeln und dem Skelett verhalten. Bei harter körperlicher Arbeit stellen Rückenschmerzen keine Überraschung dar. Wer weiß, ob sie dann große Beachtung verdienen. Ein Alltag im Bürostuhl richtet die Aufmerksamkeit hingegen stärker auf die Pein in der Wirbelsäule.

Wenn die Bürger armer Staaten nach ihrer Gesundheit befragt werden, dann klagen auch sie weniger als die Bewohner der Wohlstandsgesellschaften. Sie haben größere Sorgen als den Hautausschlag oder den trockenen Husten, sie müssen sich darum kümmern, ihre Familie durchzubringen. Sie habe zu große Sorgen, um sich auf kleine Widrigkeiten einlassen zu können. Das schlägt sich auch im Ausmaß von Gesundheitsängsten nieder. Laut

Ausgerechnet die Ärmsten sorgen sich am wenigsten um ihre Gesundheit.

einer Studie im *British Medical Journal* sorgten sich ausgerechnet die Bewohner der ärmsten Bundesstaaten Indiens am wenigsten um ihre Gesundheit. In den Gegenden mit höherem durchschnittlichem Lebensstandard und besserer medizinischer Versorgung litten die Bewohner im Schnitt an größeren Ängsten um ihr Wohlergehen – und die Sorgen der noch wohlhabenderen Amerikaner stellen diese bei Weitem in den Schatten.

Wir sorgen uns also nicht um unsere Gesundheit, *obwohl* es uns gut geht. Nein, wir ängstigen uns, *weil* es uns so gut geht. Unsere Sensibilität für Gefahren, Risiken und Beeinträchtigungen steigt, nicht das objektive Ausmaß dieser Gefahren. Aber in unserem Denken und Fühlen schlägt sich das als Eindruck nieder, dass es bergab gehe und die Umstände sich verschlechterten. Nein, weil wir so weich gebettet sind, bemerken wir die Erbse unter den Matratzen. Als wir noch auf Strohsäcken schlafen mussten, hat uns der harte Alltag auf dem Feld so sehr ausgezehrt, dass wir nicht mal die Flöhe und Läuse weiter beachtet haben, die nachts unser Blut gesaugt haben. Die Erbse unter dem Strohsack hätten wir niemals bemerkt – und wenn, wir hätten sie aufgegessen, weil der Hunger so garstig war.

Hehre Ansprüche – Gesundheit als Abwesenheit von Krankheit

Was genau ist Gesundheit? Fragen wir die Profis von der Weltgesundheitsorganisation (WHO). Diese definiert Gesundheit in einem fast ausuferndem Maße: »Gesundheit ist ein Zustand des vollständigen körperlichen, geistigen und sozialen Wohlergehens und nicht nur das Fehlen von Krankheit oder Gebrechen.« In diesem Satz verbirgt sich ein gewaltiger Anspruch: Er erhebt Gesundheit zu einem unerreichbaren Zustand, zu einem Wellness-Utopia. Wann erlebt ein Mensch einen Zustand vollständigen körperlichen, geistigen und sozialen Wohlergehens? Wann erlebt ein Mensch das vollkommene Glück? Niemals – und wenn überhaupt, dann nur für wenige flüchtige Momente. Die Gesundheitsdefinition nach Friedrich Nietzsche klingt da wesentlich realistischer, fast schon desillusioniert. Der Philosoph bot folgende Formel an: »Gesundheit ist dasjenige Maß an Krankheit, das es mir noch erlaubt, meinen wesentlichen Beschäftigungen nachzugehen.« Wer mit einem grippalen Infekt gerade noch die Steuererklärung fertigstellen kann, gälte demnach als gesund.

Das lässt sich mit den Ansprüchen der Gegenwart nicht vereinbaren. Eher spiegelt die WHO-Definition wohl das wider, was sich die Menschen der Wohlstandsgesellschaften heutzutage unter Gesundheit vorstellen. Es geht uns nicht nur darum, dass der Kopf nicht schmerzt oder der Bandscheibenvorfall aufhört zu quälen, nein, unter Gesundheit stellen wir uns ein diffuses Konzept von Glück, Zufriedenheit und auch Erfolg vor. Gesundheit ist nicht mehr nur die Abwesenheit von Krankheit, sondern ein Wert an sich, der immense Ansprüche an ein gelingendes und durch und durch zufriedenstellendes Leben in sich vereint. Diese Ansprüche sind utopisch. So kommt, dass wir nicht mehr unsere Seele reinigen, sondern den Körper entgiften. Wir konzentrieren uns nicht mehr auf gute Taten um ihrer selbst willen, sondern auf gute Taten für den Körper. Wir bringen dem Körper eine fast schon religiöse und mystische Ehrfurcht entgegen:

Der Körper merkt sich alles, der Körper gibt Signale; er gibt uns Rätsel auf, über denen wir einem Heiligtum gleich brüten.

Gesundheit und Krankheit lassen sich also nicht nach objektiven Kriterien einwandfrei festlegen. Nur woran orientiert sich die Medizin dann? Was als Krankheit gilt, wird in sogenannten Diagnosekatalogen festgelegt. Der derzeit gültige ICD-10 der WHO definiert, was als krank betrachtet wird. Für das Feld psychiatrischer Erkrankungen existiert zusätzlich ein Diagnosekatalog der American Psychiatric Association, der derzeit gültige DSM-5. An diesen Krankheitsstandards arbeiten medizinische Fachgesellschaften, Expertenkomitees und Wissenschaftler mit – und leisten sehr unübersichtliche Arbeit.

Der Prozess gleicht einem politischen Ringen, einem Handel: Gibst du mir diesen Grenzwert, gebe ich dir diese Diagnose. Sind die beschlossenen Grenzwerte und Definitionen am Ende zu lasch, dann fallen mögliche Risikopatienten aus dem Krankheitsraster, weil sie dann als Gesunde gelten; sind die beschlossenen Grenzwerte und Definitionen am Ende zu streng, dann fallen Gesunde auf einmal in das Krankheitsraster und gelten nun als Patienten.

Wo die Trennlinie zwischen krank und normal verläuft, muss immer wieder verhandelt werden. Wie schwer das ist, demonstriert die Diskussion um Trauer und Depression, wie sie erst wieder bei der letzten Neuauflage des psychiatrischen Diagnosekataloges DSM-5 geführt wurde. Stirbt ein naher Angehöriger, ist Trauer die normale Reaktion. Doch wie lange? Wenn eine Mutter um ihr totes Baby weint, ist das krank, wenn das Kind schon vor sechs Monaten beerdigt wurde? Oder vor sechs Jahren? Ab welchem Zeitpunkt soll Trauer als Depression gelten? Und ab welchem Zeitpunkt ist ein Mensch auf professionelle Hilfe angewiesen? Die Trennlinie zu setzen, ist schier unmöglich, was dazu führt, dass man entweder Hilfsbedürftige im Regen stehen lässt oder Trauernde unangemessen pathologisiert.

Die Mitglieder der Fachgesellschaften mögen in guter Absicht darüber diskutieren, was Krankheit und was Gesundheit ist. Tatsache ist jedoch auch, dass viele, wenn nicht gar die Mehrheit der Mitglieder dieser Komitees in Interessenkonflikten steckt, weil sie Forschungsgeld von Pharmakonzernen erhalten haben, für Arzneimittelhersteller beratend tätig oder anderweitig mit der Industrie verbunden sind. Und die Industrie wiederum hat ein großes Interesse daran, den Krankheitsbegriff auszuweiten: Je mehr Menschen als krank gelten, desto mehr brauchen Hilfe, etwa in Form von Medikamenten. Wo es hart umkämpfte Zielgruppen gibt, kann es keine objektiven Krankheitskriterien geben.

> Wo es hart umkämpfte Zielgruppen gibt, kann es keine objektiven Krankheitskriterien geben.

Menschen zu Kranken zu ernennen, funktioniert so: Es werden zuvor als normal angesehene Dinge als krankhaft definiert; oder es werden Grenzwerte verschärft, etwa für den noch als unbedenklich geltenden Blutzuckerspiegel. Im Interesse der Industrie ist es also, möglichst vielen Menschen einzureden, sie seien krank. Sie richten öffentliche Aufmerksamkeit auf Leiden, die möglichst viele Menschen betreffen. Zugleich werden neue Leiden definiert. Glatzenbildung, vorzeitiger Samenerguss, sexuelle Unlust, ein Gefühl der Rastlosigkeit in den Beinen, Schüchternheit, Flugangst und andere mehr oder weniger schlimme Leiden, die zum Menschen gehören: Wenn diese als Krankheiten anerkannt werden, können Gegenmittel verkauft werden. Wir, die Konsumenten, kritisieren das auf der einen Seite und geißeln die Pharmaindustrie als teuflisches Gewerbe; auf der anderen Seite sind wir sehr interessiert an deren Angeboten: Es ist nämlich praktisch für uns, unsere Unzufriedenheit mit einem Zustand zu ertragen, indem wir ihn zur Krankheit erklären. Auf diese Weise täuschen wir uns gerne selbst. Aus sexueller Unlust wird dann ein Leiden oder ein Syndrom, wofür wir scheinbar nicht verantwortlich sind. Zu überlegen, ob so etwas auch an anderen Dingen liegen könnte, setzt die Bereitschaft zur bewussten Auseinandersetzung voraus. Solche Konsequenzen scheuen wir oft und greifen zu einem Mittelchen, das Linderung verspricht.

Die Ausweitung des Gesundheitsbegriffes ist lukrativ: Wer den Leuten erfolgreich einredet, dass Gesundheit ein Zustand absoluten Glücks und Wohlbefindens ist, der nur durch harte Arbeit zu erreichen ist und ständig akut bedroht ist, der kann auch Menschen Mittelchen verhökern, die keine Beschwerden haben. So kaufen die besorgten Gesunden Vitaminpräparate, nehmen Detox-Diäten und andere Angebote in Anspruch, die ein gesundes Leben versprechen, interessieren sich für Präventivmedizin und leben ein Leben als *gesunder Patient*.

Was Gesundheit und Krankheit sind, hängt von sehr vielen Faktoren ab und ist sehr dehnbar. Was für Anna aus dem Allgäu des frühen 19. Jahrhunderts als gesund und normal galt, ist mit gegenwärtigen Vorstellungen von Gesundheit und Krankheit nicht kompatibel. Und aus der Perspektive der Frau aus der Vergangenheit muss es erst recht wir-

Gesundheit ist eine Frage der Standards, vor allem die subjektive Wahrnehmung davon.

ken, als lebten wir im Krankheitswahn. Gesundheit ist eine Frage der Standards, vor allem die subjektive Wahrnehmung davon.

Wann ist Gift giftig?

Zucker – alleine das Wort verbreitet Angst und Schrecken. Die weiße Süße dient seit Jahren als Referenzgröße für Gesundheitssünden. Vorstöße gegen den Fitnesswahn werden gerne in der Einheit »Würfelzucker« bemessen. Am häufigsten wird dies im Zusammenhang mit Cola vorgerechnet. Die braune Brause genießt ohnehin seit eh und je den Ruf als die ungesunde Brühe überhaupt – was maßgeblich am Zuckergehalt liegt. In einem Liter Cola stecken etwa 19 Stück Würfelzucker, das entspricht mehr als 100 Gramm.

Das ist viel, keine Frage – aber wie viel ist zu viel? Gibt es da eine sinnvolle Schwelle? Kann man beziffern, wie viel Zucker pro Tag gerade noch verträglich ist? Damit befinden wir uns mitten in der Diskussion um Grenzwerte, um Standards und der Frage: Was ist normal, und was ist gefährlich oder krank?

Wer sich mit diesen Grenzwerten beschäftigt, bemerkt zwei Dinge: Zum einen werden die Werte für empfohlene Tagesmengen Zucker etwa, für Cholesterin oder Bluthochdruck, aber auch für erlaubte Mengen von Schadstoffen seit Jahren stetig verschärft. Das findet auf der einen Seite zum Wohl der Bürger statt. Auf der anderen Seite ernennt man so immer mehr Menschen zu Kranken und Stoffe zu Risiken, ohne dass sich an den objektiven Gefahren etwas getan hat. Und daran verdient natürlich die Industrie gut: Denn wenn es mehr Kranke gibt, dann benötigen diese mehr Behandlung, egal ob sie es nötig haben oder nicht.

Wer nascht, der stirbt!?

In Cola steckt zu viel Zucker, darüber müssen wir nicht diskutieren. Und dass zu viel Zucker und reichlich süße Limonaden die Leibesfülle der Konsumenten auftreibt und ihrer Gesundheit wohl nicht gut tut, muss auch nicht weiter hinterfragt werden. Aber wo liegt die Grenze?

Zucker hat sich in den vergangenen Jahren zu einem Thema entwickelt. In Staaten wie den USA oder Dänemark diskutiert die Politik etwa über eine Gesundheitssteuer auf stark gesüßte Getränke. Der amerikanische Mediziner Robert Lustig findet ein Millionenpublikum mit seiner Botschaft vom tödlichen Zucker. Sein Buch trägt den Titel »Pur, weiß, tödlich. Warum der Zucker uns umbringt – und wie wir das verhindern können«. Andere Bücher dreschen auch in die Gift- und Drogenkerbe und künden mit Titeln wie »Zucker – Der heimliche Killer. Wie wir krank und süchtig werden« oder »Garantiert gesundheitsgefährdend. Wie uns die Zucker-Mafia krank macht« vom Untergang naschsüchtiger Menschen.

In diesem Klima der süßen Sorge wollte die Weltgesundheitsorganisation WHO sich nicht dem Vorwurf aussetzen, sie sei zu industriefreundlich und veröffentliche zu lasche Empfehlungen, so sagen Insider. Im März 2014 publizierte die WHO eine neue Empfehlung, wonach der tägliche Energiebedarf eines Menschen zu maximal fünf Prozent mit Zucker gedeckt werden sollte. Zuvor lag diese Empfehlung bei zehn Prozent.

Das bedeutet nichts anderes, als dass wahrscheinlich jeder einzelne Bürger der Wohlstandsstaaten mehr Zucker zu sich nimmt, als die WHO empfiehlt. Auf eine konkrete Menge umgerechnet, ergibt sich aus den Empfehlungen der Gesundheitsbehörde: Frauen sollten täglich maximal 24 Gramm Zucker zu sich nehmen, Männer höchstens 30 Gramm. So viel Zucker steckt alleine in einem 0,2-Liter-Glas Apfelsaft. Wer mehr trinkt, der überschreitet die Menge, von der an sein Zuckerkonsum nun laut offiziellem Siegel seine Gesundheit gefährdet.

Die WHO muss sich in diesem Fall bestimmt nicht den Vorwurf gefallen lassen, sie sei vor den Zuckerkonzernen eingeknickt. Im Gegenteil: Die Empfehlung ist nicht einzuhalten. Das schafft niemand. Sie können Gummibärchen streichen, sich Schokolade versagen, Apfelsaft in den Gulli kippen und Kuchen nur noch durch die Schaufenster der Konditoreien bewundern, Sie werden dennoch mehr Zucker zu sich nehmen, als die WHO empfiehlt. Es reicht schon, wenn Sie frisches Obst essen – also sind Äpfel, Birnen und Co jetzt auf einmal ungesund?

Das lässt sich so nicht sagen. Was sich aber feststellen lässt: Es stellt sich nun noch viel schneller das Gefühl ein, man habe gegen das Gebot verstoßen, im Dienste seiner Gesundheit zu leben. Der Wert gibt eine Referenzgröße an, von der an man sich nach Überschreitung unwohl fühlt. Man hat einen Standard verletzt, und das bereitet Menschen Unbehagen.

So verwandelt sich eine Maßnahme, die zunächst begrüßenswert erscheint, zu einer Quelle neuer Gesundheitsängste. Das könnte auch im Fall der neuen Grenzwerte für Bisphenol A (BPA) so passieren. Bei der Substanz handelt es sich um einen Grundstoff für die Herstellung von Plastik, der weltweit in gigantischen Mengen hergestellt wird. BPA steckt in Verpackungen, Getränkedosen, im Thermopapier von Kassenbons und anderswo.

Weil BPA im begründeten Verdacht steht, hormonell wirksam zu sein, darf es seit 2011 in der EU nicht mehr zur Herstellung von Babyfläschchen verwendet werden. Anfang des Jahres 2015 senkte die europäische Lebensmittelbehörde EFSA den sogenannten sicheren Grenzwert für die Menge BPA, die ein Mensch täglich aufnehmen darf, von 50 auf vier Mikrogramm pro Kilogramm Körpergewicht. Nun, das ist zunächst zu begrüßen – doch psychologisch wird dies zu weiterer Verunsicherung führen: Der neue, sehr viel strengere Standard wird bei Stichproben vermutlich nun häufiger überschritten werden. Da jetzt als bedenklich gilt, was zuvor noch unbedenklich sein sollte, verbreitet dies Gefühle von Krankheit und Vergiftung. Das wird neue Ängste auslösen und ein Ergebnis zeigen: Bald wird die Forderung nach schärferen Grenzwerten laut werden.

Wann ist Blutdruck hoch und gefährlich?

Die Zivilisationskrankheiten marschieren stetig voran, so heißt es regelmäßig. Ständig wird uns eingehämmert, dass immer mehr Menschen an Diabetes leiden, immer dicker würden und so weiter. Breitet sich das Siechtum tatsächlich unaufhaltsam aus? In direkten medizinischen Angelegenheiten lässt sich die Macht des Standards noch genauer beobachten. Denn wenn die Fachgesellschaften hier einen Grenzwert verändern, dann gilt über Nacht etwas als krank, was am Tag zuvor noch normal war. Krankheitsgefühle auf diese Weise zu befeuern, hilft der Pharmaindustrie, erhebliche Profite zu machen.

Der Begriff lautet »diagnostische Inflation«, und das Ganze funktioniert folgendermaßen. Im Jahr 1977 lag der offizielle Grenzwert, von dem an Bluthochdruck als behandlungsbedürftig gilt, bei 105 mmHg (Millimeter Quecksilbersäure). 1980 senkte man den Wert auf 90, im Jahr 1992 auf 85 und 2003 schließlich auf 80 mmHg. Mit jeder Verschiebung weitet man die Zahl der Patienten aus, deren Blutdruck auf einmal ein Problem darstellt – und die nun vielleicht von ihrem Arzt Blutdrucksenker verschrieben bekommen – nur zur Vorsicht, man kann ja nie wissen ...

Diese neuen Patienten müssen auf einmal mit der Information zurechtkommen, dass sie als krank gelten – oder zumindest gefährdet. Alleine das zeigt Auswirkungen: Es bedroht das Gesundheitsempfinden der Menschen. Wahrscheinlich werden sie nun häufiger zum Arzt gehen, sich selbst mit höherer Aufmerksamkeit beobachten, sich mehr Sorgen um ihr Wohlergehen machen und sich nun verhalten, als seien sie tatsächlich krank. So werden gesunde Menschen krank vor Sorge.

Bei der Obergrenze des Cholesterinspiegels im Blut lässt sich die gleiche Entwicklung erkennen. Binnen weniger Jahrzehnte wurden die Werte, von denen an eine Diagnose und Behandlung von Fettstoffwechselstörungen angezeigt ist, von 280 mg/dl (Milligramm pro Deziliter) in mehreren Schritten bis auf schließlich 200 mg/dl gesenkt. Man hat die Krankheitszone ausgeweitet, auf einen Schlag.

Wann fühle ich mich krank, wann gesund? Der Standard entscheidet, wie wir empfinden – denn die offiziellen Grenzwerte sagen nicht unmittelbar etwas darüber aus, wie wir uns fühlen. Sonst müsste zum Beispiel Norwegen ein einziges Hospital sein: Die norwegische Epidemiologin Linn Getz hat berechnet, dass laut den aktuell geltenden Grenzwerten für Cholesterin und Bluthochdruck 75 Prozent der erwachsenen Norweger behandlungsbedürftig wären.

Kippen die Norweger also bald alle mit einem Herzinfarkt in den nächsten Fjord? Nein, die haben mit 80,5 Jahren eine der höchsten Lebenserwartungen der Welt. Es demonstriert nur, wie übertrieben viele solcher Grenzwerte oft sind.

Wenn uns gesagt wird, dass etwas als krank gilt, dann akzeptieren wir das gewöhnlich. Statt die Grenzwerte für Blutzucker zu hinterfragen, wie auch immer ein Laie das überhaupt leisten sollte, muss er sich mit der Ansage auseinandersetzen, er sei krank.

Und das wirkt wie ein Virus, wie ein Bakterium, wie ein Gift.

FÜR ALLES EIN MITTELCHEN:
Da kann man sicher etwas tun

Was darf es denn sein?

In der 34. Schwangerschaftswoche nimmt der Wahnsinn
Schwung auf. Von dieser Zeit an sollte die Frau täglich drei
bis vier Tassen Himbeerblättertee trinken, einen Esslöffel
geschrotete Leinsamen essen und den Damm regelmäßig
mit einer Mischung aus Johanniskraut- und Weizenkeimöl
unter Zugabe von Muskatellersalbei- und Rosenöl massie-
ren. Akupunkturtermine zur Geburtsvorbereitung könnten
nicht schaden, und wer sichergehen will, gönnt sich Heu-
blumendampfsitzbäder und nimmt regelmäßig das Ho-
möopathikum Caulophyllum ein. Bei Stimmungsschwan-
kungen sollen Pulsatilla-Globuli helfen, die eigene Mitte
wiederzufinden.

Auch das ungeborene Kind kommt nicht ohne Therapie
davon. Wenn es sich in der Steißlage befindet, dann werden
Räucherstäbchen zwischen den Zehen der Mutter abge-
brannt. Moxibustion nennt sich das und soll helfen, den Em-
bryo zu drehen, weil über den Blasen-Nieren-Meridian ein
positiver Einfluss auf die Uterusmuskulatur ausgeübt werde.
Wenn schließlich dem künftigen Vater flau wird, während
sich seine Frau im Schein einer Rosenquarzlampe im We-
henschmerz krümmt, dann stehen in Deutschlands Kreißsä-
len oft Bach-Blüten-Notfalltropfen bereit.

Willkommen in der Welt werdender Eltern. Und willkommen in der Welt der Mittelchen und Therapien. Wenn Paare Kinder erwarten, dann bricht die pharmakologische Hektik aus. Einfach nur zu sitzen und zu warten, das geht nicht. Das Kind! Die Zukunft! Wenn die schwangere Frau also gerade nicht beim Gynäkologen ist, Nackenfalten- oder Fruchtwasseruntersuchungen in Anspruch nimmt, per Ultraschall dem ungeborenen Baby zusieht oder mal wieder Blut abgenommen bekommt, dann werden Kräuter und Globuli eingeschmissen und Tees getrunken, was das Zeug hält. Laut Umfragen nehmen 70 Prozent der Frauen während der Schwangerschaft Globuli und Co. in Anspruch.

Aber halt! Werdende Eltern sind genug Druck ausgesetzt, sie sollten deshalb an dieser Stelle nicht unnötig kritisiert werden. Es ist ja so, dass in der Gegenwart an allen Ecken und Enden des Lebens Mittelchen, Pulver, Kräuter, Tees, Nahrungsergänzungsmittel, rezeptfreie und rezeptpflichtige Medikamente konsumiert werden. Da sind Schwangere keine Ausnahme, sie verhalten sich wie alle anderen auch – vielleicht nur mit etwas mehr Dringlichkeit. Gesundheit ist Arbeit, und das Werkzeug sind die vielen Mittelchen, die es für alles gibt.

Nahrungsergänzungsmittel – man kauft ein Gefühl

Jeder dritte Deutsche, so ergab eine Forsa-Umfrage im Jahr 2013, nimmt regelmäßig Nahrungsergänzungsmittel ein. 300 Euro bezahlt der durchschnittliche Konsument dafür demnach pro Jahr. Insgesamt macht die Industrie mit solchen Produkten um die sechs Milliarden Euro Umsatz in

Europa. Und weil die westlichen Gesellschaften immer älter und immer gesundheitsbewusster werden, so argumentieren Branchenkenner, wachse das Geschäft mit den Ergänzungsmitteln jährlich um etwa drei bis fünf Prozent. Dass große Studien ergeben haben, dass man sich diese ganzen Nahrungsergänzungsmittel schenken kann und sie eher schaden als nutzen? Egal! Es geht um das Gefühl, etwas getan zu haben.

Die Menschen schaufeln sich die Vitamine in Pillenform in den Mund wie morgens ihr Müsli, so scheint es. Vitamin C gilt ja eh als so etwas wie ein Wundermittel, das wenigstens gegen Erkältungen helfen soll. Ist zwar Unsinn, aber was soll's? Etwas Vitamin D kann auch nicht schaden, schließlich verkaufen sich diese Bücher ganz toll, die Gesundheit in sieben Tagen versprechen und ganz viele Krankheiten auf einen Vitamin-D-Mangel schieben: Krämpfe, Muskelzucken, Muskelschmerzen, Unruhe, Schlafstörungen, Depression, Erschöpfung, Schwäche, Rücken- und Kopfschmerzen, Bluthochdruck, Diabetes, Osteoporose, Autoimmunerkrankungen, Multiple Sklerose und Krebs – die Terrorlisten der vielen Gesundheitsapostel gleichen sich, aber egal, etwas Vitamin D nehmen wir noch, kann ja nicht schaden. Dazu noch die Kapseln mit Omega-3-Fettsäuren, die sollen ja irre gesund und vor allem für das Herz-Kreislauf-System gut sein. Solche Kapseln zu schlucken ist ja auch praktischer als Fisch zu kochen. Was fehlt? Vielleicht noch Selen, etwas Calcium und Magnesium. Gingko für das Gedächtnis, soll zwar laut Studien gar nichts bringen, aber das ist ja egal, schadet ja nichts, ist pflanzlich und klingt nach fernem Osten, das ist ja immer gut. Und schließlich noch ein paar Johanniskraut-Präparate, für die Stimmung.

Und dann? Dann gibt es viele Mittel, Produkte, Arzneien und Therapien, die immer noch darauf warten, konsumiert zu werden. Wer in einer Drogerie an den Regalen mit den Gesundheitsprodukten entlangschlendert, den beschleicht ein seltsames Gefühl: Ja, verfügt denn wirklich alles über eine segensreiche Wirkung auf den Körper? Geht es uns wirklich so verdammt schlecht, sind unsere Körper so hilflos, dass wir in jeder Lebenslage nachhelfen müssen? Der menschliche Körper stellt ein Wunder an Ausdauer und Zähigkeit dar. Er trotzt steten Angriffen von Viren, Bakterien und anderen Pathogenen, er übersteht Krankheiten, repariert sich selbst, wenn etwa Knochen gebrochen sind, und er kommt gut mit den oft widrigen Umweltbedingungen zurecht, unter denen er lebt oder einst leben musste. Und doch misstrauen wir diesem Wunderapparat und wollen ihm ständig mit Mittelchen und Pülverchen zur Hilfe eilen. Es drängt sich der Eindruck auf, dass wir alle Leben wie Patienten: Man darf nie vergessen, sein Mittelchen einzunehmen.

Einfach nur in die Badewanne zu legen und sich dort etwas zu entspannen, das ist doch was für Menschen aus vergangenen Zeiten! Heute kippen wir Badezusätze mit spezifischem Wirksamkeitsversprechen in die Wanne: »Muskel aktiv«, wenn nach dem Bad noch ein paar Bäume ausgerissen werden sollen, »Entspannung pur«, wenn man sonst in der Wanne nicht zur Ruhe findet, und »Tiefenentspannung«, wenn das normale Entspannungszeugs im Badewasser die Unruhe nicht in den Griff bekommt. Dazu vielleicht einen Tee aus dem Reformhaus oder dem Drogeriemarkt: »Abwehr aktiv«, die Abwehrkräfte zu stärken, das klingt immer gut. Oder eine Tasse »Glücksgefühl« statt Rotwein heute Abend? Nein, doch lieber einen »Basisch vital«, weil das mit der

Säure-Basen-Diät letzte Woche nicht so gut hingehauen hat. Da hat man wieder gegen die eigenen Vorsätze verstoßen, deswegen brüht man jetzt gleich eine ganze Kanne von dem »Basisch vital« auf, weil viel hilft viel – und das schlechte Gewissen ist groß. Andererseits, vielleicht doch nur eine Tasse, dann ist noch Platz für einen »Verdauungstee« oder »Magen-und-Darm-Tee«. Der Darmtee könnte gut tun, gestern war der Stuhlgang leider etwas problematisch.

Auch im Biomarkt sind die Regale mit den Gesundheitsprodukten gut gefüllt. »Figur-Control-Kapseln« sollen helfen, die Fettaufnahme zu reduzieren und das Gewicht in den Griff zu kriegen. Ist bestimmt auch ganz harmlos, weil die Kapseln ja aus Bio-Kaktusfaser-Extrakt bestehen, wie die Packung verrät. Vielleicht noch etwas »Kollodiales Silber« mitnehmen? Das verbessere die Trinkwasserqualität, steht alles auf der Packung, aber vielleicht ist das eher etwas für fortgeschrittene Anwender. Nein, lieber nicht, stattdessen kann man auch die Mondabfüllung vom lebendigen Mineralwasser kaufen. Die kostet zwar so viel wie eine Flasche Wein, aber Wasser ist Leben, gell, und Gentechnik steckt da auch nicht drin.

Die Arzneimittelschränke in den deutschen Badezimmern sind ohnehin gut gefüllt. 71 Millionen Packungen des Schmerzmittels Ibuprofen wurden im Jahr 2013 in Deutschland verkauft. Wenn es schmerzt, wenn sich Fieber anbahnt, wenn der Leistungsbringer morgen Leistung bringen muss, sich aber ein wenig angeschlagen fühlt, dann schmeißt er sich ein paar »Ibus 600« ein. Aspirin? Altmodisch. Das war einst der Platzhirsch in der Apotheke, aber 2013 verkauften sich in Deutschland nur noch 61,8 Millionen Packungen.

Und auch sonst wird dort gehortet, was die Apotheke ohne Rezept aus dem Laden lässt. Erkältungsmittel, Schmerzgels für den Hobbysportler, der sich mal wieder überfordert hat, Magentropfen, Modearzneien wie Umckaloabo, Kytta-Salbe oder etwas anderes, das mit einer netten Ethno-Geschichte vom geheimen Wissen eines exotischen Volksstammes verkauft wird, dazu ein paar Schüssler-Salze, Bach-Blüten, Homöopathika, ein bisschen was Anthroposophisches und so weiter und so weiter.

Und dieser ganze Wahnsinn umfasst noch nicht die ganzen verschreibungspflichtigen Medikamente, die Cholesterinsenker, die Antibiotika und die vielen anderen Produkte der Pharmaindustrie, die es ohne einen Schrieb vom Arzt nicht gibt. Im Jahr 2012, so meldete die AOK, haben die etwa 70 Millionen Versicherten der gesetzlichen Krankenkassen 633 Millionen Medikamentenpackungen von den niedergelassenen Ärzten verschrieben bekommen, in denen etwa 37,9 Milliarden Tagesdosen dieser Mittel enthalten waren. Rein rechnerisch nimmt jeder der Versicherten täglich eineinhalb Medikamente ein.

> Rein rechnerisch nimmt jeder der Versicherten täglich eineinhalb Medikamente ein.

Es wird geschluckt, gesalbt, gespritzt; es wird verschrieben, es wird genommen; es wird selbst medikamentiert, es werden Mittel für alltägliche, normale Umstände verkauft, und alles, wirklich alles im Leben rückt damit in den Dunstkreis des Pharmakologischen. Dabei ist es egal, ob die Mittel, die konsumiert werden, wirken oder nicht. Nein, es geht darum, dass Millionen Menschen all diese Substanzen im Bewusstsein konsumieren, dass sie etwas bringen könnten, dass sie helfen sollen – und dass sie dabei als Arznei wahrgenommen werden.

Da drängen sich zwei Fragen auf: Warum können wir unsere Finger nicht von den Medikamentenpackungen und Nieren-Blasen-Tees lassen? Und was bewirkt das, was macht das mit uns, wenn sich eine ganze Gesellschaft auf den Konsum von Mitteln und Medikamenten verlässt?

Nichts machen? Dann lieber Elektroschocks!

Die Moderne hat dem Menschen einen neuen Reflex verpasst. Beobachten lässt sich dieser zum Beispiel im öffentlichen Personennahverkehr. Die Türen der S-Bahn gehen auf, die Fahrgäste steigen ein, suchen sich eine freie Sitzgelegenheit, lassen sich nieder – und nehmen sofort ihr Smartphone in die Hand. Dann drücken und wischen sie auf dem Display herum, wechseln durch die Anwendungen, wirken beschäftigt und absorbiert. Haben Smartphones ihre Besitzer versklavt? Nein, die Menschen können nicht anders, sie müssen sich mit irgendetwas beschäftigen. Das beobachten Wissenschaftler in Studien und S-Bahn-Fahrgäste in überfüllten Zügen. Diese Beobachtung stellt keinen Anlass dar, um über den verderblichen Einfluss von kleinen mobilen Telefonen mit Internetverbindung zu schimpfen. Würden auf einen Schlag sämtliche Smartphones auf diesem Planeten verschwinden, dann sähe es in der S-Bahn ähnlich aus. Statt über kleine Displays würden die Fahrgäste ihre Köpfe eben wieder häufiger über Bücher senken oder sich wieder häufiger hinter den breiten Seiten von Print-Tageszeitungen verbergen. Und Musik ließ sich schließlich auch auf Walkmen oder einem kleinen tragbaren CD-Spieler mit Kopfhörern anhören.

Es geht also um eine generelle Beobachtung: Menschen spüren einen Drang, sich mit etwas zu beschäftigen. Sie schaffen es nicht, einfach nur dazusitzen und den Tag an sich vorüberziehen zu lassen. Menschen, so haben Psychologen in vielen Studien beobachtet, halten es nur schwer aus, passiv zu bleiben. Es ist, als sei uns die Neigung zum Aktionismus in die Gene geschrieben worden – und das zeigt erhebliche Konsequenzen, wenn wir krank sind, glauben, krank zu sein oder das Gefühl haben, wir müssten künftiges medizinisches Unglück bereits frühzeitig von uns abwenden. Es geht nicht nur um das Gefühl von Langeweile in der S-Bahn oder sonst irgendwo. Nein, der Punkt ist: Wir können auch als Patienten nicht anders. Unsere Psyche treibt uns dazu, ständig etwas zu unternehmen – Arzneien zu schlucken, Vorsorge zu treffen, dieses oder jenes Mittelchen zu kaufen – und leistet damit der grassierenden Medikalisierung des Lebens Vorschub. Unsere Psyche belohnt Handlung und bestraft Untätigkeit. Auch deshalb reagieren wir bei einem Arzt oft enttäuscht, wenn der uns ohne Rezept nach Hause schicken will. Einfach nur ausruhen und sonst nichts unternehmen? Dagegen rebelliert unser Geist – wir wollen Pillen schlucken, wir wollen Patienten sein, wir wollen bloß nicht ohne Medikamentenpackung auf dem Nachtkästchen im Bett liegen und auf Genesung warten.

Die Randnotiz: **Unsere Psyche belohnt Handlung und bestraft Untätigkeit**

In der amerikanischen Gangstersaga »Boardwalk Empire«, die den Aufstieg des organisierten Verbrechens zur Zeit der Alkohol-Prohibition in den USA der 1920er-Jahre nachzeichnet, bringt es die Figur Arnold Rothstein mit einem schönen Satz auf den Punkt: »Aller Kummer des Menschen rührt von seinem Unvermögen her, mit sich alleine still in einem Zimmer zu sitzen.« Die Zeile des smarten Gangsters in der Serie bezieht sich auf einen Ausspruch von Blaise Pascal (1623 bis 1662), in dem der französische Mathematiker und Philosoph dem Menschen eine ähnliche Diagnose stellt: »Langeweile. Nichts ist dem Menschen unerträglicher als völlige Untätigkeit, als ohne Leidenschaften, ohne Geschäfte, ohne Zerstreuungen, ohne Aufgabe zu sein. Dann spürt er sein Nichts, seine Verlassenheit, sein Ungenügen, seine Abhängigkeit, seine Unmacht, seine Leere. Allsogleich wird dem Grund seiner Seele die Langeweile entsteigen und die Düsternis, die Trauer, der Kummer, der Verdruss, die Verzweiflung.«

Wie sehr der Mensch danach dürstet, etwas zu tun, das haben Psychologen um Timothy Wilson von der University of Virginia in einer verblüffenden Studie gezeigt. Es lohnt sich, diese Ergebnisse immer wieder vor Augen zu führen, wenn die eigenen Gedanken darum kreisen, ob zum Beispiel die Erkältung nun mit einer paar freiverkäuflichen Mittelchen aus der Apotheke behandelt werden sollte oder nicht. Der Versuchsaufbau der Wissenschaftler war simpel. Die Probanden sollten für sechs bis 15 Minuten in einem spartanisch eingerichteten Raum sitzen und sich im Geiste mit einem Thema ihrer Wahl beschäftigen. Nur aufstehen oder einschlafen durften sie nicht. Eigentlich klingt das nach einer erholsamen Auszeit: Tagträumen statt bei Twitter, Facebook oder anderen Aufmerksamkeitsräubern Zeit zu verplempern, scheint doch eine gute Sache zu sein. Statt lästige E-Mails zu beantworten oder abends endlich die Quittungen für die Steuererklärung zu sortieren, einfach mal nichts zu tun? Nichts. Gar nichts. Nur sitzen und den Gedanken nachhängen. Klingt super? Die Probanden kamen zu einer anderen Ansicht. Die Mehrzahl der Teilnehmer empfand die innere Einkehr als belastend. Sie klagten, dass sie sich nicht auf eine Sache konzentrieren könnten, ihre Gedanken umher irrlichterten und dass die Minuten auf dem Stuhl eine eher belastende Erfahrung darstellten. Wurde der Versuch bei ihnen zu Hause statt im Labor wiederholt, empfanden die Teilnehmer die Zeit als noch belastender, wohl wegen der vielen Möglichkeiten für Ablenkung. Das Alter spielte dabei keine Rolle: Egal ob 18 oder 77 Jahre, die Zeit verstrich nur zäh. »Uns hat besonders überrascht, dass selbst alte Menschen ungern nur ihren Gedanken nachhängen«, sagt Wilson. Irgendeine Beschäftigung scheint immer nötig zu sein. In einer Studie aus dem Jahr 2012 gaben auch 83 Prozent der befragten Amerikaner an, dass sie in den vergangenen 24 Stunden gar keine Zeit damit verbracht haben, betätigungslos nachzudenken.

Die Befunde widersprechen dem intuitiven Empfinden. Sollte nicht ein Tagtraum auch in nüchterner Atmosphäre Zufriedenheit verschaffen? Offenbar nicht, wir scheinen Tagträume nur zu genießen, wenn sie von alleine kommen und wir sie nicht bewusst herbeidenken müssen. Beschäftigungslos zu sein, richtet den Fokus mutmaßlich auf das eigene Selbst. Das gilt ganz besonders, wenn wir ohnehin leiden, wenn der Fokus ohnehin auf die eigenen Symptome gelenkt ist; dann – so ließe sich aus den Versuchen der Psychologen ableiten – bereitet Untätigkeit besonderen Stress und besonders ungute Gefühle.

Es lohnt sich, noch einmal in das Labor der Psychologen um Wilson zurückzukehren. Die Wissenschaftler modifizierten die Versuchsreihen immer wieder leicht. Und sie stellten sich schließlich eine Frage: Wenn die Teilnehmer es so entsetzlich finden, passiv und ohne Betätigung in einem Raum zu sitzen, was ist für sie dann die schlimmere Wahl? Nichts zu tun oder etwas sehr Unangenehmes zu tun? Die Forscher gaben ihren Probanden also die Möglichkeit, sich per Knopfdruck einen milden, jedoch unangenehmen Elektroschock zu verpassen – wenn sie denn wollten. In einer Befragung gaben die Teilnehmer vor den 15 beschäftigungslosen Minuten im Stuhl an, dass es gar nicht in Frage käme, sich auf diese Weise Schmerzen zuzufügen. Nach einem Probeschock behauptete die Mehrheit sogar, sie würden Geld dafür bezahlen, nicht noch einmal so einen Stromstoß ertragen zu müssen. Doch dann verrannen die Minuten zäh. Dann saßen sie wieder da, ihre Gedanken kreisten, konnten sich an nichts festhalten, und die schlechten Gefühle stiegen in ihnen empor. Zwei Drittel der Männer und ein Viertel der Frauen, die sich in den Stühlen langweilten, fassten einen seltsamen Entschluss: Lieber wollten sie sich selber Schmerzen zufügen, als weiterhin durch ihre Passivität zu quälen – sie verpassten sich Elektroschocks. Ein Proband fiel sogar völlig aus dem Rahmen, er drückte ganze 190-mal auf den Schockknopf, um sich Stromstöße zu geben. Irgendwas musste er wohl machen, und sein Smartphone hatte er gerade nicht griffbereit.

Hausapotheke oder Antiobiotika? Da muss man doch etwas tun!

Kennen Sie den alten Spruch von der Dauer einer Erkältung oder eines grippalen Effekts, wie diese Viruserkrankung eigentlich genannt werden sollte? Bestimmt: Ohne Behandlung dauert eine Erkältung sieben Tage, mit Behandlung eine

Woche. Das bedeutet nichts anderes, als dass gegen Erkältungen kein Kraut gewachsen und keine Pille gedreht worden ist. Tatsächlich schwirren so viele verschiedene Variationen von Rhino-, Entero-, Corona-, Mastadeno- und weiteren Viren durch die Welt, die alle Infektionen auslösen, die wir als Erkältung kennen. Diese Infekte gehören zu den häufigsten überhaupt. Im Schnitt erkrankt ein Erwachsener zwei- bis dreimal jährlich an einem solchen grippalen Infekt – Kinder trifft es noch häufiger, ihnen läuft im Durchschnitt bis zu 13-mal im Jahr virenbedingt die Nase.

Die Vielfalt der Erreger oder auch deren Wandlungsfähigkeit haben bisher verhindert, dass es wirklich wirksame Mittel gegen Erkältungskrankheiten gibt. Das wissen die meisten Menschen, oder sie ahnen es zumindest. Aber sie verhalten sich im Zweifelsfall, so wie ich das auch mache: Sie schlurfen in die Apotheke oder gehen zum Arzt, verteilen unterwegs ihre Erreger und besorgen sich überflüssige Präparate. Einen bitteren Saft, am besten was Pflanzliches, der diesen hartsitzenden Husten ein wenig lösen soll; ein paar Lutschpastillen, damit das Schlucken nicht mehr so schmerzt, und diese hässlichen Halsschmerzen verschwinden; ein paar Präparate für die Nebenhöhlen, die sollen wieder aufgehen, denn wer heutzutage über seine Erkältung spricht, der redet am liebsten von seinen Nebenhöhlen.

Zu Hause baut man dann eine Batterie von Erkältungsmitteln auf dem Nachtkästchen auf und konsumiert diese freiverkäuflichen Pharmaka. Und inhaliert. Und kocht Tee, am besten Erkältungstee, aus dem Drogeriemarkt, der schmeckt schließlich so scheußlich, dass er helfen muss, außerdem heißt er Erkältungstee und als Leidender will man gerne glauben, was man liest. Dazu noch eine Familienpackung Taschentücher und schwupps: Nach einer Woche ist die Erkältung schließlich so weit abgeklungen, dass man wieder einigermaßen auf die Beine gekommen ist und darauf verzichtet, neuen Nachschub an Mittelchen zu erwerben.

Gebracht hat es genau nichts. Man hätte sich das Geld, den grässlichen Hustensaft und die gustatorische Qual durch den Erkältungstee auch sparen können. Aber der Mensch ist nicht geschaffen, um nur zu sitzen oder zu liegen und auf Genesung zu warten. Außerdem stellt sich gar nicht das Gefühl ein, die ganzen Mittelchen seien umsonst gewesen. Im Gegenteil, man hat es gemacht, und im Zweifelsfall schreibt man dadurch den eigentlich wirkungslosen Arzneien einen Heilungserfolg zu, der so aber nicht stattgefunden hat.

Sich bei einer Erkältung aus dem Angebot der Apotheken zu bedienen, ist nun nicht unbedingt weiter schlimm. Schlimm wäre nur, sich vom Arzt Antibiotika verschreiben zu lassen. Denn diese Medikamente wirken ausschließlich gegen Bakterien, nicht aber gegen Viren, die grippale Infekte auslösen. Trotzdem werden Antibiotika immer wieder bei grippalen Infekten verschrieben – womöglich, weil der behandelnde Arzt das Gefühl hat, der Patient besteht darauf, schließlich verfügt diese Medikamentenklasse über eine Aura der Ernsthaftigkeit. Ganz so, als habe der Patient einen Stempel oder ein Siegel bekommen, dass die Seriosität seiner Erkrankung bezeugt. Ein ernsthaftes Problem stellt jedoch die massenhafte Gabe von Antibiotika dar, vor allem bei Indikationen, für die diese nicht angezeigt sind. Die Konsequenz ist für alle Menschen dramatisch, denn der Missbrauch von Antibiotika fördert die Entstehung resistenter Keime, so dass die Medikamente für den wirklichen Ernstfall unter Umständen nicht mehr einsetzbar sind.

Aber wir Patienten wollen Medikamente bekommen, wir wollen Therapien in Anspruch nehmen, wir wollen etwas tun – denn das entspricht unserer Psyche. Nichts zu tun, schmerzt, quält, verstärkt die Angst – und statt uns Elektroschocks zu verpassen, nehmen wir eben irgendwelche Arzneien, Therapien oder Mittelchen in Anspruch. Die Leitfrage lautet dabei stets: Kann man etwas tun? Oder: Was kann ich tun?

Die ehrliche Antwort, die Ärzte darauf geben müssten, lautet ziemlich oft: »Gehen Sie nach Hause, und ruhen sie sich aus.« Leider werden Ruhe und Schonung zu häufig als Nichtstun aufgefasst, was es aber keineswegs ist. Das wollen wir nicht hören. Gesundheitsbewusste Menschen mit einer Nähe zu alternativen Heilmethoden verwenden zwar gerne den Modebegriff von den Selbstheilungskräften des Körpers, aber offenbar vertrauen sie diesen ominösen Mächten selber nicht: Denn gerade die sogenannte Alternativmedizin verleitet Menschen dazu, sehr häufig Kügelchen oder andere Therapeutika einzunehmen.

Der Grad des subjektiven Gefühls von Gesundheit gilt als verlässliche Kennziffer dafür, ob medizinische Leistungen in Anspruch genommen werden. Das heißt: Ein Patient muss nicht krank sein, um zum Arzt zu gehen – es reicht, wenn er sich krank fühlt. Und das bedeutet: Wir schlucken so viele Mittelchen, weil wir als Gesellschaft das Gefühl haben, es sei nicht besonders gut um unsere Gesundheit bestellt. Das Individuum trägt heute die Verantwortung für seine Gesundheit. Es soll sein Verhalten danach ausrichten, fit und in Form zu bleiben. Gefahren meiden, Gutes suchen.

Spielplatz-Praxis: Die Sache mit den Globuli

Das Schauspiel auf Spielplätzen in und um deutsche Großstädte gleicht sich immer wieder. Die Kinder machen, was Kinder machen. Sie buddeln im Sand, sie rutschen auf der Rutsche, sie verlangen von ihren Eltern, auf der Schaukel angeschubst zu werden, und zwar gefälligst höher und schneller und noch mal und immer wieder. Sie streiten sich mit anderen Kindern um Spielzeug, sie weinen, wenn ihre Sandburg kaputtgeht. Und sie tun sich gelegentlich weh. Sie stoßen sich an der Rutsche, sie fallen von der Schaukel, sie stoßen beim Ballspielen zusammen, und sie schürfen sich die Knie auf.

Das Kind blutet, das Kind weint, Mutter oder Vater trösten das Kind. So weit ist alles normal und banal, wie eh und je. Mittlerweile passiert es aber regelmäßig, dass ein Elternteil ein kleines Glasfläschchen Globuli zückt und dem Kind homöopathische Kügelchen verabreicht. Ich habe es auch schon erlebt, dass fremde Mütter aus einem anderen Eck des großzügigen Spielplatzes herbeieilen und den Eltern des gerade gestürzten Kindes Arnika-Kügelchen anbieten – und zu spät kommen, weil das Kind gerade schon Arnika-Kügelchen bekommen hat. Die Idee dahinter lautet, dass das homöopathische Mittel blaue Flecken verhindert und irgendwie schon hilft, bevor eigentlich etwas richtig passiert ist.

Und hilft das? Nun, nicht so wie die meisten Anhänger der Homöopathie wohl glauben, die Zuckerkügelchen enthalten schließlich keinerlei Wirkstoff. Aber eine kleine Studie im Fachblatt *Jama Pediatrics* demonstriert, warum Eltern und Kinder mutmaßlich kurzfristig davon profitieren. Die Mediziner um Ian Paul von Penn State College of Medicine verglichen für ihre Arbeit zwei ebenfalls wirkungslose Therapien, die Eltern kleinen Kindern verabreichen. Wenn Kleinkinder und Säuglinge krank sind, dann fühlen sich Eltern häufig besonders hilflos. Das Kind leidet offensichtlich, aber was tun? Oft genug ist ja nicht einmal klar, woran genau das Kleine leidet. Die Mediziner um Ian Paul untersuchten nun Eltern, deren Kinder an nächtlichem Husten litten. Die Kinder waren zwischen zwei und 47 Monaten alt, und sie bekamen entweder Agavensirup, der als natürliches Süßungsmittel sehr beliebt ist, ein Placebo oder gar keine Therapie.

Sowohl der pharmakologisch wirkungslose Agavensirup als auch das ebenfalls wirkungslose Placebo führten dazu, dass die Eltern eine Linderung der Symptome bei ihren Kindern beobachteten – was keinesfalls bedeuten muss, dass die Symptome der Babys tatsächlich nachließen. Es kann sich auch um ein Zeichen dafür handeln, dass sich die Eltern einfach ein wenig entspannt haben, weil sie etwas unternommen hatten. Sie hatten etwas getan, etwas, an dessen Wirkung sie nun glauben konnten, etwas, das sie aus ihrer Machtlosigkeit befreit hatte. Diese Entspannung der Eltern übertrug sich zusätzlich womöglich auch auf die Kinder, was auch die Kleinen eventuell beruhigt. Und ein weiterer psychologischer Faktor kommt ins Spiel: Sobald die Eltern etwas gegeben haben, fokussieren sie sich auf Anzeichen der Linderung. Sie suchen nun automatisch nach Anhaltspunkten, die ihnen eine Besserung des Hustens ihres Kindes versprechen. So interpretieren sie nun alle Signale im Sinne dieser inneren Erwartungshaltung.

In der dritten Gruppe der Studie der Mediziner um Ian Paul hatten die hustenden Babys gar nichts bekommen, kein

Placebo, keinen Agavendicksaft – und in dieser Gruppe gaben die Eltern keine positiven Entwicklungen zu Protokoll. Sie waren noch immer auf das Leiden ihrer Kleinen fokussiert und vielleicht noch immer in ihrem Gefühl der Hilflosigkeit gefangen. Das Fazit der Wissenschaftler war klar: Irgendetwas zu tun, hilft mehr, als gar nichts zu tun. Doch nichts im Leben ist umsonst, und auch dieses Verhalten hat seinen Preis, wie wir noch sehen werden.

Kontroll-Illusion

Stellen Sie sich diese unangenehme Situation vor. Es steht ein Zahnarzttermin an, bei dem eine Wurzelbehandlung gemacht werden muss. Es ist unweigerlich, auch wenn sich im Moment keine Schmerzen melden. Die Prozedur im Behandlungsstuhl wird einige Zeit in Anspruch nehmen – und auf eine lokale Betäubung reagieren Sie leider allergisch. Die Option mit der Spritze fällt aus. Keine Chance. Die einzige offene Frage lautet: Welchen der beiden offenen Termine, die der Zahnarzt anbietet, werden Sie wählen: gleich morgen früh oder lieber in zwei Wochen? Wenn Sie wie die meisten Menschen ticken, dann werden Sie sich dafür entscheiden, lieber so schnell wie möglich zum Zahnarzt zu gehen und die ohnehin unausweichlichen Schmerzen so schnell wie möglich hinter sich zu bekommen. Denn tagelang untätig auf einen arg unangenehmen Termin zu warten, vervielfacht die unangenehmen Empfindungen. Passiv mit der Aussicht herumzusitzen, dass einem bald unerträgliche Schmerzen zugefügt werden, kann schlimmer sein, als die Schmerzen selbst zu spüren.

Dabei geht es nicht nur darum, Schmerzen zu entgehen. Es geht darum, das Gefühl von Selbstwirksamkeit zu bekommen, zu handeln und die Situation unter Kontrolle zu bekommen. Das steckt im Kern auch hinter dem Drang, in beängstigenden Situationen zu Arzneien zu greifen. Ein weinendes Kind mit Globuli zu versorgen, verschafft einem dieses Gefühl, die Situation zu meistern und die Kontrolle zu übernehmen. Das gleiche gilt, wenn man angesichts diffuser Gesundheitsängste Nahrungsergänzungsmittel schluckt: Man handelt, man unternimmt etwas, und egal ob das Zeug etwas bringt oder nicht, es verschafft einem die Illusion von Kontrolle und lindert zumindest kurzfristig die psychischen Schmerzen, die einen in Situationen von empfundener Hilflosigkeit peinigen.

Besonders oft klagen auch Menschen über Beeinträchtigungen und erlebte Symptome, die kaum Kontrolle über ihr Schicksal empfinden. Es grassiert ja das Gefühl, das Leben gleite einem zusehends aus der Hand. Die Ansprüche des Arbeitgebers, die eigenen Ansprüche, die Ansprüche des Partners, der Kinder und so weiter. Wenn wir sonst schon keinen Einfluss auf das große Geschehen nehmen können, dann nehmen wir wenigstens unser medizinisches Schicksal in die Hand. Das ist eine der Triebfedern des erstaunlichen Booms der Alternativmedizin. Diese Volksmedizin suggeriert, sie sei sanft, sicher, nebenwirkungsfrei – vor allem ist sie meist frei erhältlich. Und deshalb schmeißen die Leute Kügelchen im Dutzend ein und leben damit in der Illusion, sie hätten ihre Gesundheit unter Kontrolle.

Haben Sie schon einmal auf dem Beifahrersitz gesessen und mit dem rechten Fuß leicht verkrampft auf eine Phantombremse gedrückt? Bestimmt, das ist normal – als Beifahrer leidet man leichter Angst, man hat die Situation nicht unter Kontrolle. Selbst zu handeln und scheinbar das Ruder zu übernehmen, scheint also zunächst positiv zu wirken. In Kasinos zeigt sich immer wieder die Neigung, mit irgendwelchen Handlungen scheinbar das Glück zu beeinflussen. Beim Würfeln werfen Spieler zum Beispiel härter, wenn sie eine hohe Augenzahl benötigen; hoffen sie auf eine niedrige Zahl, dann würfeln sie leichter und geschmeidiger. Wenn Menschen ihre Lotterie-Lose selbst auswählen, dann tauschen sie diese nur sehr ungern gegen andere, auch wenn die Gewinnchancen davon nicht beeinflusst werden. Bekamen sie ihr Los einfach in die Hand gedrückt, dann tauschten sie ohne Bedenken. Die Menschen hatten das Gefühl, ihre Gewinnchancen stünden besser, wenn sie ihr eigenes Los auswählen durften.

Wenn ein Patient selbst zu einer Therapieentscheidung beiträgt, könnte dies den Erfolg der Maßnahme stützen. Die Psychologen Ulrich Weger und Stephen Loughnan ließen für einen Versuch Probanden zwischen drei Lebensmitteln aussuchen, die angeblich – so lautete die Legende für dieses Experiment – die Gedächtnisleistung verbesserten. Tatsächlich fiel dieser Effekt stärker aus, wenn sich die Teilnehmer selbst für eine der drei Varianten entscheiden durften. Wurde ihnen die Wahl abgenommen und aufgedrängt, reduzierte dies die Leistungen im anschließenden Gedächtnistest im Vergleich zur anderen Gruppe. Ähnliche Ergebnisse haben Mediziner auch bereits bei tatsächlichen Therapieszenarien beobachtet. Warum das Ganze? Wer selbst für eine Wahl verantwortlich ist, sucht wahrscheinlich mit größerer Intensität nach Informationen, die für einen Erfolg sprechen. Wer eine Wahl getroffen hat, sucht ohnehin meist nach Bestätigung:

Wir sehnen uns nach dem Gefühl, die richtige Wahl getroffen zu haben – in der Partnerschaft, im Beruf und auch, wenn wir uns für eine medizinisch motivierte Maßnahme entscheiden.

Passivität untergräbt dieses Gefühl, deshalb treibt uns der Drang zu handeln. Wir handeln wie unerfahrene Investoren an der Börse: Wir lassen uns von jeder Kursbewegung beunruhigen. Eine Aktie stürzt ab? War das nicht das Signal, das Wertpapier schnell zu verkaufen? Eine Aktie steigt durch die Decke? Schnell kaufen, kaufen. Der unerfahrene Investor verfällt in eine Art finanzielle Rastlosigkeit, die ihn meistens Geld kostet. Die medizinische Rastlosigkeit findet ihren Ausdruck in den Regalfächern der Drogerien, der Apotheken und den Wartezimmern der Ärzte. Der Kopf schmerzt? Schnell ein paar Ibus schlucken. Der Magen grimmt? Ich sollte meine Ernährung umstellen. Das Knie zwickt nach den schnellen 13 Kilometer Dauerlauf? Schnell zum Orthopäden und schön Diclofenac nehmen. Oft genug handelt es sich auch um Nebenschauplätze. Unzufrieden mit dem Job? Ich stelle erst mal meine Ernährung um und trinke weniger Alkohol, dann finde ich schon die Kraft, mich auch im Beruflichen zu behaupten.

Die Kontroll-Illusion wirkt besonders stark, wenn der gewünschte Effekt stark emotional aufgeladen ist. Das trifft in den meisten Fällen zu, wenn es um Gesundheit und Krankheit geht. Hier spielt Angst in der Regel eine große Rolle, eine unbestreitbar starke Emotion. Viele unserer medizinisch relevanten Handlungen bescheren uns also ein Gefühl der Kontrolle: Der Verdauungstee gibt einem das Gefühl, man habe alles getan, was getan werden kann; sich für einen geplanten Kaiserschnitt zu entscheiden, macht eine Geburt planbar und gibt in diesem Sinne Kontrolle; eine Hausgeburt anzustreben, reduziert das Gefühl, der Ärzteschaft ausgeliefert zu sein und verleiht das Gefühl von Kontrolle.

All die Mittelchen, die es in unserem Leben gibt und die wir konsumieren, stellen lediglich Möglichkeiten dar, unsere Ängste klein zu halten. Das Problem ist, dass dieser Effekt nur von sehr kurzfristiger Dauer ist – und viel Medizin oder viel Alternativmedizin das Gefühl verstärkt, unsere Gesundheit stehe auf der Kippe.

Risiken und Nebenwirkungen

Das subjektive Empfinden von Gesundheit wird stark beeinträchtigt, wenn man etwa Medikamente einnimmt. Pillen, Kapseln, Salben frischen stets die Erinnerung auf, dass etwas nicht in Ordnung ist. Da stellt sich die Frage: Wie verhält sich das, wenn Globuli oder Vitaminpräparate geschluckt werden? Auch diese Handlungen beheben zumindest symbolisch einen körperlichen Mangel; sie sagen aus, dass es ohne die Mittelchen nicht gegangen wäre. Und auf diese Weise reduzieren sie auch Empfinden von ungetrübter Gesundheit. Selbst dann schon nämlich, wenn noch gar keine Zeichen des Leides zu spüren sind. Das Bedürfnis nach Arzneien und Interventionen befeuert sich schließlich selbst: Etwas zu tun, etwa präventiv ein Präparat zu schlucken, beeinträchtigt das Gesundheitsempfinden. Und ein reduziertes Gefühl von Gesundheit verstärkt den Drang, dieses scheinbar bedrohte Gut durch weitere Präventionsmaßnahmen zu beschützen – ein Teufelskreis mit Stethoskop. Dieser psychische Mechanismus erklärt zum Teil, warum die Nachfrage nach medizinischen

Leistungen sowie die Ansprüche gegenüber der Medizin und dem Gesundheitssystem stetig steigen: Sie befeuern sich selber.

Häufiger den Arzt aufzusuchen, verbessert auf der einen Seite vielleicht die medizinische Versorgung eines Menschen, auf der anderen (dunklen) Seite trägt das dazu bei, unbedeutende Befindlichkeiten zu Krankheiten aufzublähen. Vor einer Untersuchung bereiten sich Patienten in der Regel auf das Schlimmste vor, besonders wenn die Tests tatsächlich auf eine gravierende Erkrankung hinweisen könnten. Im Vorfeld steigen Angst, Sorge, Pessimismus, und die Gedanken kreisen darum, was die jeweilige Krankheit denn für das weitere Leben bedeuten könnte.

In der Psychologie vertreten viele das Konzept, dass menschliche Emotionen an körperliche Vorgänge gekoppelt seien. Demnach rennen wir nicht, weil wir Angst haben; sondern wir spüren Angst, weil wir wegrennen. In der Ernährungspsychologie gilt ein ähnlicher Satz: Wir essen nicht, was uns schmeckt; sondern uns schmeckt, was wir essen. Das lässt sich mit gutem Grund auf die Medizin übertragen. Wir gehen nicht nur zum Arzt, weil wir uns schlecht fühlen; sondern wir fühlen uns schlecht, weil wir zum Arzt gehen. Wir fühlen uns nicht krank und nehmen irgendwelche Mittel; sondern wir nehmen ein Mittelchen ein und fühlen uns dann erst recht krank. Der Arztbesuch, die Vitaminpräparate und die Globuli dienen dann quasi als ritueller Beweis dafür, dass wir wirklich leiden, dass wirklich etwas im Argen liegt.

Manchmal, wenn ich zum Arzt gehe und nicht so richtig todkrank bin, dann horche ich zum Beispiel sehr in mich hinein, ob der Arztbesuch nötig ist. Ich bin mir dann unsicher, und automatisch verstärke ich die Empfindungen, dass es mir wirklich schlecht geht. Warum? Zum einen, weil es mir peinlich ist, mit Kinkerlitzchen beim Arzt aufzutauchen; zum anderen, um mich selbst zu vergewissern, dass ich wirklich angeschlagen bin.

So leben wir als Dauerpatienten. Stellen Sie sich den folgenden Fall vor. Ein Patient wird wegen einer Krebserkrankung operiert und behandelt. Die OP verläuft erfolgreich, doch es ist nicht zu 100 Prozent geklärt, ob alle Tumorzellen entfernt sind. Weitere Tests verweigert der Patient, da er im Zuge der Behandlung eine tiefe Abneigung gegen die Ärzte aufgebaut hat. In den Monaten und Jahren nach der Behandlung spürt er keine Symptome, er sucht aber auch keinen Arzt mehr auf. Doch ihn treibt ein starkes Bedürfnis, »dem Krebs keinen Raum zu geben«, wie er immer wieder betont. Weil er Tests verweigert, lebt er in Ungewissheit – und diese bekämpft er, indem er sich alternativen Konzepten zuwendet, die vor allem suggerieren, man könne dem Krebs über die Ernährung Einhalt gebieten. Danach richtet er nun sein Leben aus: Krebszellen mögen keine Himbeeren, liest er in einem entsprechenden Bestseller und hält sich daran; weil das Gefühl der Kontrolle mit der Zeit aber wieder versiegt, wendet er sich neuen Anti-Krebs-Ernährungskonzepten zu. Doch durch sein Verhalten sichert er dem Krebs einen Logenplatz in seinem Bewusstsein: Er ist immer da, in dem er sein Bedürfnis nach Kontrolle auf diese Weise auslebt. Jede frugale Gemüse-Shake-Mahlzeit erinnert ihn an seine Krankheit. Und auf diese Weise erinnert jeder Beutel Darmtee an Verdauungsstörungen, jedes Vitaminpräparat an andere diffuse Gesundheitsängste, und jeder Arztbesuch aktiviert Vorstellungen von Krankheit.

Selbstmedikalisierung pathologisiert unseren Alltag.

Darüber hinaus befördert die Selbstmedikalisierung mit den vielen Mittelchen die Pathologisierung des Alltags. Wenn Kinder auf dem Spielplatz stürzen und ihre Schmerzen sofort mit Globuli behandelt werden, dann lernen sie, dass ein Sturz immer mit Medikamenten behandelt werden muss. Wenn wir Vitaminpräparate nehmen, dann verstärkt sich so das Gefühl, wir bekämen über unsere Lebensmittel nicht ausreichend Vitamine. Das kann die vielen Sorgen und Vorbehalte gegenüber unserer Ernährung vertiefen. Die sogenannte Schulmedizin betreibe mit Wehenschreibern, Ultraschall und anderen Geräten eine »Pathologisierung der Schwangerschaft«, heißt es zum Beispiel regelmäßig. Dem wird etwa das Bild einer natürlichen, sanften und ganzheitlichen Alternativmedizin entgegengestellt – mit Akupunktur, Globuli, Tees und anderen Interventionen. Kritiker sehen darin einen gravierenden Widerspruch, denn eine Pathologisierung der Geburt könne auch mit alternativen Arzneien stattfinden. Durch Kügelchen, Kräuter, Nadelungen und andere Eingriffe werde suggeriert, dass etwas behandlungsbedürftig sei. So werden selbst Wehwehchen, die keinen Krankheitswert haben, sondern einfach normale Begleiterscheinungen einer Schwangerschaft sind, mit Kügelchen und Co. behandelt – und so zu einer Krankheit geadelt.

Auch die ADHS-Problematik wird auf alternative Weise medikamentös gefestigt: Homöopathen und andere obskure Therapeuten bieten vielfach Behandlungen für unruhige Kinder mit Konzentrations- und Lernstörungen an. Der erste Reflex darauf mag sein: besser Globuli als Ritalin. Doch schließlich passiert hier etwas anderes: Durch eine Behandlung wird ein Kind zum Kranken erklärt, egal ob wir das Medikament als Psychohammer oder Zuckerkügelchen beschreiben. Und die bloße Information, man leide an einer Krankheit, bereitet Stress, Angst und Leid. Selbst wenn sich diese Krankheit noch nicht in Symptomen manifestiert und nur in der eigenen Vorstellung existiert. So viel zur Wirkung der ganzen vielen Mittelchen, die uns zur Verfügung stehen. Darauf einen Entspannungstee!

KRANKHEITSGEFÜHLE:
Unser Körper, das rätselhafte Wesen

Wer bin ich?

Wir befinden uns auf einer kollektiven Suche. Immer streben wir einem Ziel entgegen: endlich zu uns selbst zu finden. Die Suche nach dem eigenen Selbst scheint die Mission der Gegenwart zu sein, und sie wird so bald nicht enden. Denn offenbar wissen die meisten gar nicht, wonach sie da suchen. Wir kennen uns selbst ziemlich schlecht. Klar, wir wissen, welchen Beruf wir ausüben, wo wir wohnen oder wie wir heißen. Aber wenn die Frage nach dem Selbst, zu dem ich unser Gesundheitsempfinden zähle, darüber hinausreicht, tappen wir im Nebel. Psychologen beobachten immer wieder, dass wir häufig nur ein vages, verzerrtes Bild davon haben, was wir können, was unsere Persönlichkeit auszeichnet – und wie es uns geht.

Wie können wir also unsere Gesundheit bewerten, wenn wir uns selbst schlechter kennen als wir denken? Kaum, die Signale unseres Körpers stellen oft ein Rätsel dar. Wenn wir nicht akut krank sind, dann geben wir recht willkürliche Antworten auf die Frage, wie es uns geht. Vor allem unterschätzen wir den Einfluss an sich bedeutungsloser Faktoren: Die Antwort auf die Frage, wie es einem geht, hängt stark von den Umständen ab – und weniger davon, was da gerade in einem vor sich geht.

Schon das Bild vom Selbst erscheint verzerrt. Das haben zum Beispiel die Psychologen Ethan Zell und Zlatan Krizan in einer Studie mit mehr als 200 000 Teilnehmern demonstriert. Die Wissenschaftler wollten wissen, wie zutreffend Menschen sich einschätzen können. Die kurze Antwort lautet: Die Mehrheit liegt weit daneben, wenn sie die eigenen Fertigkeiten in verschiedenen Bereichen einschätzen sollen. Sie halten sich für besser als sie sind, oder sie machen sich kleiner als sie sind. Benjamin Franklin fasste es 1750 prägnant zusammen. Drei Dinge in dieser Welt seien extrem hart, unkte der Naturwissenschaftler und einer der Gründerväter der USA: Stahl, Diamanten und sich selbst zu kennen. Diesen Spruch haben Psychologen seitdem mit einer erstaunlichen Masse an Studien zur fehlbaren Selbstwahrnehmung der Menschen untermauert.

Nur ein paar Beispiele: Angehende Ärzte zeigten sich in mehreren Untersuchungen von ihrer Heilkunst wesentlich überzeugter, als die Bewertungen von Vorgesetzten oder ihre Ergebnisse in evaluierten Tests es rechtfertigten. Das Gleiche gilt für andere Angestellte dieser Welt. Zwischen der Beurteilung ihrer Arbeit durch sie selbst oder durch Vorgesetzte und Kollegen klafft im Schnitt eine große Lücke. Musiker und deren Lehrer, Sportler und deren Trainer oder Studenten und deren Dozenten: Eigen- und Fremdwahrnehmung liegen stets weit auseinander. Zu all diesen Gruppen finden sich Studien, die den jeweiligen Probanden mangelhafte Selbstwahrnehmung attestieren.

Unter welchen Bedingungen zeigt sich die Selbstwahrnehmung besonders vernebelt? Je konkreter eine Aufgabe ist, in der sich ein Mensch selbst einschätzen soll, desto besser gelingt sein Urteil – wenn auch nur ein kleines bisschen.

Die Psychologen illustrieren das mit einem Beispiel aus dem Sport. Bittet man jemanden, seine Leistungen im Basketball generell einzuordnen, fällt ihm das schwer. Ist man ein guter Basketballspieler? Mit wem vergleicht man sich da? Einfacher fällt es einem, wenn man hingegen angeben soll, wie viele Treffer man bei fünf Würfen von der Freiwurflinie schaffen würde. Konkrete Fragen zu unserem Selbst können wir halbwegs gut beantworten. Weit gefasste Fragen zum großen Ganzen stellen hingegen eine ziemlich hohe Hürde dar – nur ist das uns nicht bewusst. Wenn die große unkonkrete Frage also lautet: Wie geht es dir gesundheitlich? Dann geben wir darauf eine Antwort, die wir für präzise halten, die aber wenig mit der Wirklichkeit zu tun hat.

Niemand kennt dich wie du selbst? Ach was, niemand hat ein so verzerrtes Bild von dir wie du selbst. Das gilt besonders dann, wenn es um Krankheit geht: Unser Bild vom Zustand unseres Körpers und unserer Gesundheit wird von vielen, sehr abseitigen Faktoren geprägt, die nichts mit unserer Verfassung zu tun haben. Wovon hängt das individuelle Gesundheitsempfinden dann ab?

Gesund sein, aber sich dennoch krank fühlen

Einer der Imperative des Dogmas vom gesunden Leben lautet: Du musst auf deinen Körper hören. Dieser Appell fliegt einem permanent um die Ohren, begibt man sich in den Kosmos der Gesundheitspublikationen. Auf der Webseite der Bauchmuskelpostille *Mens Health* heißt es zum Beispiel: »Dein Körper verrät dir zuverlässig, wie es

Unser Dogma lautet: Höre auf deinen Körper!

um dich bestellt ist – wenn du genau hinhörst.« Was da von dieser mystischen Wesenheit namens Körper zu erwarten ist? Offenbar nichts Gutes. Ständig ist die Rede von Alarmsignalen, die man ernst nehmen solle. Davon, dass wir im Alltag oft Gefahr laufen, das Gefühl für unser Selbst zu verlieren. Und gerne formulieren die Autoren dieser alarmistischen Zeilen ihre Behauptung mit einer Prise Zivilisationskritik und verkünden: »Der Mensch hat verlernt, auf seinen Körper zu hören.«

Unsinn, der Mensch kann nicht verlernen, was er noch nie konnte. Selbst die sogenannten Alarmzeichen weisen uns zuverlässig auf einen falschen Weg, wie zahlreiche Studien gezeigt haben, die von den Höre-auf-deinen-Körper-Publikationen geflissentlich ignoriert werden. Diese Untersuchungen zeigen, dass Menschen oft Zeichen für ihr Leiden zu kennen glauben, die aber damit nicht in Zusammenhang stehen. Steigt der Blutdruck, gelten Klingeln in den Ohren, Kopfschmerzen und Stressgefühle vielen als Anzeichen dafür, so hat eine Untersuchung gezeigt. Nur stehen diese Zeichen gar nicht in Zusammenhang mit erhöhtem Blutdruck, sie speisen sich aus anderen Quellen. In anderen Untersuchungen hat sich gezeigt, dass Diabetes-Patienten oft Signale fälschlicherweise als Hinweis darauf deuten, ihr Blutzucker sei erhöht oder zu niedrig. Ihr tatsächlicher Blutzuckerspiegel ist von diesen Anzeichen unabhängig. Verblüffend, schließlich erwartet man, dass Diabetes-Patienten eine sehr intime und verlässliche Kenntnis ihrer Körpersignale haben müssten.

Ein Beispiel aus der medizinischen Fachliteratur sind Berichte über den Behandlungserfolg von Magengeschwüren. Dabei ließ sich demonstrieren, wie wenig Leiden und

Symptome oft in unmittelbarem physiologischem Zusammenhang stehen – und wie unzuverlässig wir darin sind, vermeintliche Signale unseres Körpers zu interpretieren. In einer klassischen Studie klagen 48 Prozent der Patienten, deren Geschwür im Magen bereits verschwunden war, über die gleichen Beeinträchtigungen wie vor der eigentlich erfolgreichen Behandlung. Und 33 Prozent jener Patienten, deren Geschwür noch nicht verschwunden war, spürten keine Symptome mehr, wenn sie behandelt wurden. Das Ausmaß eines Leidens sagt wenig darüber, wie der Patient damit umgeht – im Guten wie im Schlechten.

Das offenbart sich insbesondere in einer Widrigkeit, die gerne als »Volkskrankheit Nummer eins« bezeichnet wird – die Rede ist von Rückenschmerzen. Eine ganzer Industriezweig lebt davon, Produkte mit orthopädisch sinnvollen Versprechungen zu verkaufen: Sitzkeile, Sitzbälle für das Büro, Verträge für die Mitgliedschaft in Fitnessstudios, Matratzenhersteller und operierende Ärzte. Aber der Büromensch, er sitzt halt viel vor dem Bildschirm, statt wie einst mit Speer, Keule und den anderen Kraftprotzen auf die Jagd nach dem Mammut zu gehen, heißt es dann in abgewandelten Formulierungen stets zur Begründung.

Doch immer wieder beobachten Mediziner, dass der Schmerz im Kreuz recht wenig damit zu tun hat, wie es um den Zustand dieser Wirbelsäule bestellt ist. Für eine Studie wurden Orthopäden und Radiologen mehrere hundert Röntgenaufnahmen und CT-Bilder von Wirbelsäulen vorgelegt. Die Mediziner sollten beurteilen, in welchen Fällen eine Behandlung wie etwa eine Bandscheibenoperation dringend angezeigt wäre. In mehr als einem Drittel der Fälle kamen die Ärzte zu dem eindeutigen Befund, dass Handlung dringend geboten sei. Sie fanden Bandscheibenvorfälle, bedenkliche Spuren von Abnutzung und Verschleiß sowie weitere Beeinträchtigungen, die eine Operation nahelegten. Die Sache hatte nur einen Haken: Die Bilder stammten samt und sonders von Menschen, die keinerlei Rückenprobleme hatten. Niemand klagte über Schmerzen, obwohl ihre Wirbelsäule aussah, als würden Sitzkeil und Rückenschule hier längst vergeblich sein.

Peinlich für die Radiologen und Orthopäden? Nicht ganz. Die Befunde sahen eindeutig aus, und es scheint so zu sein, dass im Schnitt ein Drittel der Erwachsenen mit derart ramponierten Wirbelsäulen einfach keine Beschwerden spürt. Andere Untersuchungen haben ergeben, dass etwa die Hälfte aller 50-Jährigen einen Bandscheibenvorfall hat, ohne das bisher bemerkt zu haben, weil der Schmerz ausbleibt und sie frei von Beschwerden sind. Die Wirbelsäule ließe sich auch als Volksmysterium Nummer eins bezeichnen.

Anders herum wird der lädierte Rücken allerdings zu einem Quell von Frust und Verzweiflung: Bei bis zu 90 Prozent der Patienten mit Rückenleiden finden Ärzte auf entsprechenden Röntgenbildern und CT-Scans keinen Befund. Da offenbart sich nichts, was die Pein erklären könnte. Aber der Schmerz ist da, er lässt sich nicht leugnen. Das frustriert Patienten, lässt sie an der Kompetenz der Ärzte zweifeln und verleitet die Mediziner, Ausdrücke wie »unspezifische Rückenschmerzen« zu verwenden.

Es schmerzt, wo sich nichts findet; es findet sich kein Schmerz, wo es höllisch weh tun müsste – daraus lassen sich einige Lehren ziehen: Wir kennen unseren Körper sehr viel schlechter als wir meinen, und wir missverstehen seine Äußerungen sehr oft. Das gilt sogar für Menschen, die an chronischen Krankheiten wie Diabetes leiden, von denen viele annehmen, dass sie ihren Körper notgedrungen besonders gut kennen. Und der körperliche, objektive Zustand eines Menschen sagt wenig darüber aus, wie sehr er leidet.

Wie geht es Dir?

Als Gesamtpaket offenbart sich die Unkenntnis von den Körpersignalen, wenn Menschen um eine Einschätzung ihres generellen, subjektiven Gesundheitsempfindens gebeten werden. Dabei handelt es sich um eine sehr unkonkrete, allgemeine Frage, die an sich schon unzuverlässige Antworten erbringen sollte. Wie losgelöst diese Angaben von den objektiven Fakten sind, zeigte etwa eine Befragung von mehr als 20 000 Norwegerinnen und Norwegern der Kommune Tromsø. Objektive Risiken für den Zustand der einzelnen Befragten hatten erstaunlich geringen Einfluss auf die subjektive Bewertung der Gesundheit: Ein erhöhtes Risiko von Herz-Kreislauf-Krankheiten durch Tabakkonsum sowie deutlich erhöhte Cholesterin- und Blutdruckwerte wirkten sich auf die Einschätzungen nicht aus.

Wie gesund man sich fühlt, hat so gut wie gar nichts mit der körperlichen Verfassung zu tun oder mit dem objektiven Grad der Gesundheit, sondern sehr viel mit dem psychischen Zustand und der aktuellen Lebenssituation. Die Haut ist straff, das Bauchfett kaum zu sehen. Die Haare voll, das Gewicht ideal, das wöchentliche Sportpensum erfüllt, die Cholesterinwerte zufriedenstellend, das Herz pumpt, der Rücken hält, kurzum, alles befindet sich in bester Verfassung? Nach allen ermesslichen Kriterien ist man gesund – nur ob man sich auch so fühlt, ist eine andere Frage.

Die Einschätzung der eigenen Gesundheit schwankt übrigens über die Jahre kaum – selbst wenn sich der körperliche Zustand verändert. Es scheint, als wären wir alle Gesundheits-Sturschädel: Wir verteidigen unsere Vorstellungen davon, wie es uns geht, gegen alle externen Anfechtungen. Man ist der Überzeugung, fit zu sein und vor Vitalität schier zu platzen? Da kann der Körper verwelken wie er will, wir bleiben bei unserer Meinung! Man ist der Überzeugung, der Leib sei ein schwarzer Tempel permanenten Siechtums und fortschreitenden Verfalls? Das Spiegelbild kann noch so makellos sein, wir bleiben bei unserer Meinung!

Unser Gesundheitsempfinden entkoppelt sich leicht davon, in welchem Zustand wir uns tatsächlich befinden, weil wir sehr schlechte Beobachter unserer selbst sind. Aber ehrlich gesagt, ist es auch sehr schwer, die Signale unseres Körpers zu interpretieren und eine Antwort auf die Frage zu geben, wie es einem geht. Wie immer, wenn es anstrengend wird, suchen wir einen leichteren Ausweg und ersetzen die schwere durch eine leichte Frage – das zeigt unter anderem eine Auswertung unseres Empfindens für das eigene Immunsystem.

> Unser Gesundheitsempfinden ist trügerisch, weil wir schlechte Beobachter unserer selbst sind.

Mein rätselhaftes Abwehrsystem

Irgendwann ist »das Immunsystem« in den Fokus der Menschen gerutscht. In Gesprächen über Fitness und Krankheiten zählt es zu den Standardformulierungen, über sein Immunsystem zu sprechen. Meistens ist die Rede davon, dass das Abwehrsystem in irgendeiner Form geschwächt sei; oder das Immunsystem dient als Begründung dafür, ein Mittel, ein Vitaminpräparat oder etwas Ähnliches einzunehmen, das die Abwehrkräfte angeblich stärkt.

Das Immunsystem schlüpfte in den frühen 1990er-Jahren in den Laien-Gesundheitsdiskurs und ist dort zu einem dominanten Thema herangewachsen. Vielen dient ein geschwächtes Immunsystem als Erklärung für erlebte Beeinträchtigungen. Die Anfechtungen der Gegenwart wiederum werden als Angriff auf die Abwehrkräfte wahrgenommen: Stress, Schadstoffe, Lebensmittelzusätze, Elektrosmog oder vermeintlich falsche Ernährungsweisen schwächen in der populären Vorstellung das Immunsystem. In der Alternativmedizin stellt das Immunsystem ein besonders prominentes Thema dar. Sehr viele Angebote jenseits der wissenschaftlichen Medizin reklamieren für sich, das Immunsystem zu verbessern und zu fördern. Dem gegenüber stehen oftmals unvalidierte Diagnoseformen, die dem jeweiligen Patienten eine angeblich gedämpfte Abwehr bescheinigen – also den Bedarf für die jeweiligen Therapien beschaffen. Gerne handelt es sich dabei um sogenannte Mikronährstoffe, die dem Körper vermeintlich fehlen und die gegen gewisses Geld aber zu bekommen sind.

Aber was ist das eigentlich, das Immunsystem, und woran erkennen wir, ob die Abwehr auf Zack ist oder nicht? Wie gelangt ein Mensch zu einer Meinung über den Zustand seines Immunsystems? Diese Frage stellte sich auch der Gesundheitspsychologe Keith Petrie. Um eine Antwort zu finden, bat er Probanden fünf Wochen lang, mehrmals Auskunft über ihren Eindruck zu ihrer Abwehrkraft zu geben und darüber hinaus auch ihre aktuelle Stimmung sowie erlebte Symptome einzuschätzen. Zusätzlich ließen sich die Teilnehmer der Studie regelmäßig Blut abnehmen, um darin Immunmarker zu bestimmen. So wurden IgA, IgG und IgM Antikörper gemessen. Bei diesen Immunoglobulinen handelt es sich um Proteine, die im Körper als Reaktion auf Antigene produziert werden und das Immunsystem unterstützen. Außerdem bestimmten die Forscher CD3-, CD4-, CD8- und CD16-Lymphozyten im Blut der Studienteilnehmer. Diese zählen zu den weißen Blutkörperchen und gehören der Gesundheitspolizei an, die in den Adern jedes Menschen patrouilliert. Diese Immunmarker im Blut zu bestimmen, ergibt ein halbwegs verlässliches Bild über die Abwehrkräfte eines Menschen.

Der persönliche Eindruck von der Leistungsfähigkeit der Abwehr scheint von den Blutwerten jedoch vollkommen losgelöst zu sein. Die Menge von Antikörpern und Lymphozyten wirkt sich nicht auf die Einschätzung des Immunsystems aus. Vielmehr dominierte die jeweilige Stimmung der Probanden die Bewertung der Abwehrkräfte; außerdem verleitete Müdigkeit dazu, dem Immunsystem zu misstrauen. Kurz gesagt, verfügen wir über kein Sensorium dafür, wie die Abwehrkräfte aufgestellt sind. Wir behelfen uns hingegen, indem wir unsere aktuelle Stimmung als Indikator für den Status unserer Gesundheit interpretieren – ohne das zu merken. Dass die Laune aber keine zuverlässigen Aussagen über das Immunsystem zulässt, das sollte auf der Hand liegen.

Die Studie von Keith Petrie ergab ein weiteres Detail: Die Bewertung der eigenen Abwehrkräfte schwankte bei den meisten Probanden im Laufe des Untersuchungszeitraums. Die Ergebnisse der Blutuntersuchungen blieben hingegen stabil. Das bedeutet: Auch wenn die Stimmung schwankt, bleibt das Immunsystem solide. »Die Tatsache, dass die Stimmung die wichtigste Heuristik darstellt, wenn Menschen Annahmen über die Effektivität ihres Immunsystems treffen, rührt wahrscheinlich von der populären Annahme her, dass wir bei Müdigkeit und Niedergeschlagenheit besonders anfällig für Krankheiten seien«, schreiben die Wissenschaftler um Keith Petrie.

Umgekehrt wirkt sich die Stimmung auch auf das Erleben von Leiden aus. Der Psychologe Sheldon Cohen hat in einer Studie festgestellt, dass Krankheiten weniger schlimm wahrgenommen werden, wenn die Patienten ansonsten eher positive Gefühle haben. Wenn sie sich etwa geborgen fühlen, sich über Nachwuchs in der Familie freuen oder einen anderen Grund haben, der sie in gute Stimmung versetzt, dann drängt dies ihr Leiden in den Hintergrund. Selbst wenn sich die objektiven Parameter ihrer Krankheit nicht verändert haben und die Ärzte von einem unveränderten körperlichen Zustand ausgehen. Das gilt auch für geringfügige Leiden: Sheldon Cohen untersuchte dies anhand von Infektionen mit Rhinoviren, also mit Erkältungserregern. Bei solch einer lästigen, aber vertrauten Allerweltsinfektion galt ebenfalls der Zusammenhang: Gut gelaunte Patienten erleben ihre Krankheit als weniger schlimm. Und schlechte Laune verstärkt die miesen Gefühle durch die Virusinfektion.

Der Befund der Gesundheitspsychologen passt auch zu einer Einsicht aus der Psychologie, die eine allgemeine Eigenheit des menschlichen Denkens betrifft: Komplizierte Fragen ersetzen wir unwillkürlich durch leichtere. Sollen wir beurteilen, ob ein politischer Kandidat bei einer Wahl eine Chance hat, einen Sitz im Parlament zu gewinnen, gehen wir nicht die einzelnen Punkte seines Wahlprogramms durch. Stattdessen stellen wir uns – ohne das selbst zu bemerken –

die Frage: Ist mir dieser Kandidat sympathisch, erscheint er mir kompetent? Diese Frage lässt sich sehr viel leichter beantworten, dazu nehmen wir sofort eine Haltung ein.

Wie zufrieden sind sie mit ihrem Leben? Auch das ist so eine große Frage wie die nach der Gesundheit oder nach dem Status des Immunsystems. Statt wie ein Buchhalter Bilanz zu ziehen, ersetzen wir die Frage und antworten stattdessen darauf, wie zufrieden wir jetzt in diesem Moment sind. Schicksalsschläge aus der Vergangenheit spielen dabei keine Rolle mehr, genauso große Glücksmomente – solche Gefühle verblassen, und es kostet Mühe, sie wieder in den Geist zu rufen. Die Zufriedenheit mit der aktuellen Situation lässt sich hingegen viel leichter auf den Punkt bringen.

Wer also den Status seines Immunsystems einschätzen soll, der gibt eine Antwort darauf, in welcher Stimmung er ist oder wie viel Stress er zuletzt erlebt hat. Ähnlich ergibt sich auch das subjektive Gesundheitsempfinden – natürlich immer vorausgesetzt, dass einen keine akute Erkrankung beeinträchtigt, wenn diese Frage gestellt wird: Statt den körperliche Zustand zu beurteilen, was ja auch sehr schwer ist, fragt und beantwortet man sich, wie gut man mit den Widrigkeiten und Anfechtungen des Lebens im Beruf und im Alltag zurechtkommt.

All die Gebote rund um gesundes Essen, gesundes Leben und die Vermeidung von Krankheitsrisiken können einem jedoch ganz schön auf die Laune schlagen. So verfügt die Ideologie vom gesunden Lebensstil über die Macht, das Gefühl von Gesundheit anzugreifen. All die Gebote des guten Lebens zu befolgen, das schafft niemand. Das schlechte Gewissen gehört zum Leben, das Gefühl, man habe nicht genug getan. Das reicht, um sich unfit zu fühlen: Die Frage nach der Gesundheit oder dem Immunsystem ersetzt man unwill-kürlich durch die Frage, ob man die eigenen Ansprüche er-füllt hat. Wer aber sein Sportprogramm nicht voll und ganz durchgezogen hat, gegen die aktuellen Gebote gesunder Er-nährung verstoßen und mal wieder zu viel Alkohol getrun-ken hat, könnte sein schlechtes Gewissen mit einem Alarm-signal seines Körpers verwechseln. Dabei ist es gar nicht die angegriffene Gesundheit, die einen plagt, sondern nur der Umstand, gegen die Vorstellung von gesundem oder unge-sundem Verhalten verstoßen zu haben. Das schlägt zunächst einmal nur auf die Laune. Wenn man dann mit erhöhter Auf-merksamkeit auf Symptome achtet, kann es sein, dass man sie auch findet, obwohl das Immunsystem gut funktioniert.

IM KRANKHEITSWAHN:
Alles ist gesund, alles ist ungesund

Skurrile Askese

Post von der Krankenkasse. Ein Krankenkassenmagazin. Der Schrift ist zu entnehmen, dass Männer ein Problemfall seien. Der altbekannte Begriff vom Gesundheitsmuffel wird gebraucht. Männer, so heißt es weiter, müssten besser auf ihren Körper hören, besser auf sich achten – und vor allem müssten sie sich gesünder ernähren und endlich zu Vorsorgeuntersuchungen bei ihrem Arzt auftauchen.

Initiative von der Bundesregierung. Der Gesundheits- und der Ernährungsminister werben gemeinsam für eine »Initiative für gesunde Ernährung und mehr Bewegung«. Im Internet können die offenbar dicken und faulen Bürger ihren Body-Mass-Index bestimmen lassen und erfahren, ob sie zur Kategorie jener Menschen gehören, die mehr Bewegung und mehr gesunde Ernährung benötigen. Bestimmt, wer braucht das nicht!?

Als leuchtendes Beispiel könnte da der SPD-Gesundheitsexperte Karl Lauterbach dienen, der offenbar alles dafür tut, in erst ferner Zukunft als kerngesunder Mensch sein Leben zu beenden. Dafür, so berichtet *der Spiegel* genüsslich, predigt der Politiker den Verzicht. Den Verzicht auf Lebensmittel, die er für schädlich hält. Salz zum Beispiel. Lauterbach verzichtet auf Salz, weil er Angst leidet, einen Herzinfarkt zu bekommen. Seit 1989 achtet er peinlich genau darauf, so der Bericht, kein Salz zu essen. Gar kein Salz. Weil es zu Beginn seines Lebens als Fastenpolitiker kaum ungesalzenes Brot gab, backte er sein salzloses Brot selbst. Wenn er in ein Restaurant geht, dann schärft er dem Personal ein, dass kein Gramm Salz in seinen Speisen vorhanden sein darf. Nicht ein Korn, Nudeln müssen in ungesalzenem Wasser gekocht werden.

Zwei Jahre vor Antritt seiner Salzaskese beschloss Lauterbach bereits, für alle Zeiten auf Fleisch zu verzichten. Weil in Fleisch, so seine Überzeugung, Viren steckten, die sein Risiko für Darmkrebs erhöhten.

Soll uns der Politiker Lauterbach als Vorbild dienen? Sein Beispiel gehört hierher, doch ob es erstrebenswert ist, seinen Verzicht nachzuahmen, das muss jeder für sich selbst entscheiden. Lauterbachs Salzaskese mag ein extremes Beispiel sein, doch das Verhalten vieler Menschen richtet sich heute an ähnlichen Regeln aus: Wir achten auf immer mehr Gebote, die wir aus Ängsten um unsere Gesundheit ableiten. Dabei handelt es sich wohlgemerkt um innere Stimmen ohne medizinische Fundierung. Wir zeigen immer mehr Wohlverhalten im Sinne der Warnungen der Fastenprediger und Gesundheitsapostel. Und bekommen doch permanent zu hören, dass wir zu dick seien, uns zu ungesund ernährten, zu selten zum Arzt gingen und uns nicht ausreichend bewegten.

Diese ganzen Appelle von Krankenkassen, aus der Politik, aus den Medien, dem persönlichen Umfeld und allen anderen Ecken, in denen Gesundheitstipps lauern, ermun-

> Wir zeigen immer mehr Wohlverhalten im Sinne der Warnungen der Fastenprediger und Gesundheitsapostel.

tern uns dazu, uns noch mehr mit unserer Gesundheit zu beschäftigen. Noch strenger zu sich selbst zu sein, noch disziplinierter zu leben. Wir haben Gesundheit auf einen Altar gehoben und verehren dieses überhöhte Ideal als eine Quasigottheit. Gesundheit stellt heute ein Ziel an sich dar. Statt gesund zu sein, um etwas zu machen, um mit der Familie Glück zu erleben, Bilder zu malen, Blumen zu pflanzen, Reichtümer anzuhäufen oder was auch immer, hecheln wir der Gesundheit als Selbstzweck hinterher. Der Gottesdienst setzt sich aus quasirituellen Praktiken wie »gesund essen«, »gesund schlafen« oder der Verwaltung der Hausapotheke zusammen. Und wie bei jeder anständigen Religion ist die Tür zum Paradies zugeschlagen. In diesem Leben ist Gesundheit nicht zu erreichen, nicht, wenn Gesundheit mehr sein soll als die bloße Abwesenheit von Krankheit. Gesund und fit zu sein, das symbolisiert heute Disziplin, Willenskraft und Erfolg.

Wir sollen häufiger zum Arzt gehen, schreibt die Krankenkasse? Ein Deutscher geht im Durchschnitt 17-mal im Jahr zum Arzt. Damit sind wir angeblich Weltmeister. Jetzt sollen wir noch häufiger den Doktor aufsuchen? Wahrscheinlich darf man sich auch als Weltmeister nicht auf seinen Lorbeeren ausruhen. Und irgendjemand muss ja in die mehr als 2000 Krankenhäuser, 90 000 Arztpraxen und 21 000 Apotheken gehen, die mit jährlich fast 300 Milliarden Euro finanziert werden. Sonst würden die 349 000 Ärzte in Deutschland am Ende arbeitslos. Und auch die ganzen Heilpraktiker, Heiler, Personaltrainer, Gesundheits- und Ernährungsberater warten auf Kundschaft. Die müssen ja irgendwie überleben und predigen, dass wir gesünder essen, uns mehr bewegen und auch beim Kauf einer Matratze darauf achten, dass diese einen »gesunden Schlaf« ermögliche.

Gesund zu leben, kostet sehr viel Geld und Zeit. Und angeblich bekommt das niemand hin. Die Deutschen? Sind alle zu fett, bewegen sich zu wenig, essen zu viel Fettes und zu wenig Gemüse, rauchen und saufen. Aber stimmt das? Betreibt die Bevölkerung dieses kuscheligen, kleinen Landes tatsächlich permanenten Raubbau an der eigenen Gesundheit? Ende 2014 veröffentlichte das Robert-Koch-Institut Daten der GEDA-Studie. Die Abkürzung steht für Gesundheit in Deutschland, und um diese zu ermitteln, werden regelmäßig etwa 20 000 Menschen unter anderem zu ihrem Verhalten befragt. Seit der ersten Befragung im Jahr 2003 wendet sich scheinbar alles zum Besseren – nur das Geschrei in der Öffentlichkeit nimmt zu.

Also: Die Raucherquote unter Frauen ist zwischen 2003 und 2012 von 29 auf 24 Prozent gesunken; von den befragten Männern qualmten 2003 noch 38 Prozent, neun Jahre später waren es nur noch 31 Prozent. Auch der Konsum von Alkohol ging im gleichen Zeitraum zurück. Gleichzeitig treiben die Deutschen mehr Sport. Mindestens 2,5 Stunden körperliche Aktivität pro Woche – so viel schaffen 35 Prozent der Frauen und 43 Prozent der Männer. Auch das Essverhalten wandelt sich, so stieg der Konsum von Gemüse leicht an. Nur bei den chronischen Krankheiten ergab die Studie einen negativen Trend: Diese nahmen zwischen 2003 und 2012 leicht zu – dies sei aber durch die gestiegene Lebenserwartung bedingt, hieß es.

Nur um das noch mal zusammenzufassen: Die Deutschen rauchen weniger, saufen weniger, treiben mehr Sport, essen mehr Gemüse, und weil sie länger leben, leiden sie häufiger an Dingen wie Arthrose. Es scheint uns ziemlich gut zu gehen, aber wir führen uns auf, als lauerte hinter jeder Ecke ein Monster, das unsere Gesundheit attackiert.

Dabei handelt es sich um das eigentliche Problem: Unsere Sorgen machen uns krank, die Angst um unsere Gesundheit raubt uns den Schlaf. Am stärksten werden diese Ängste im Reich der Ernährung ausgelebt.

Ernährungsextremisten

Die Dealer treten unverschämt offen auf. Sie bemühen sich kein bisschen, ihr Treiben zu verbergen. Sie bewerben ihre Waren aus weißem und bräunlichem Pulver ungeniert und betreiben ihre Verkaufsstellen an festen Orten. Dort versammeln sich die hilflosen Süchtigen, um Nachschub zu kaufen und ihre Entzugserscheinungen zu bekämpfen. Viele dieser Junkies ahnen nicht einmal, dass ihr Konsum sie mit rasender Geschwindigkeit in Richtung Abgrund treibt. Was sie dort erwartet? ADHS, Adipositas, Alzheimer, Angstzustände, Autismus, Diabetes, Depressionen, Fehlgeburten, Glatzenbildung, Krebs, Migräne, Parkinson, Schizophrenie, Übelkeit, Unfruchtbarkeit, Verlust der Libido und so weiter. Die Liste der Wirkungen dieses höllischen Stoffes lässt sich noch um viele weitere Gemeinheiten strecken. Die Vertreter der Anklage setzen immer noch eins drauf – Epilepsie! Osteoporose! Hashimoto-Thyreoiditis! – und entwerfen ein Panoptikum des Siechtums.

Es reicht! Zeit, auf die Bremse zu treten! Die vermeintlichen Dealer üben ehrbare Berufe aus, sie sind keine Verbrecher. Sie arbeiten als Bäcker, als Konditorinnen, als Bäckereifachverkäufer, als Köchinnen. Sie verarbeiten weißes oder dunkles Mehl zu Brot, Semmeln, Croissants, Kuchen oder Keksen. Bei den angeblich Süchtigen handelt es sich um ihre Kunden, um Frauen, Männer und Kinder, die Lebensmittel kaufen, um ihren Hunger zu stillen.

Feindbild Weizen

Doch im allgemeinen Wahnsinn rund um die Gesundheit sowie den Wert und die Wirkung von Lebensmitteln ist Weizen ins Visier der Ernährungsextremisten geraten. Sie ernennen das Getreide in Büchern und Vorträgen zum Superschurken und dichten ihm eine schier endlose Latte fiesester Nebenwirkungen an – Fettleibigkeit und Diabetes stellen da nur einen winzigen Vorgeschmack auf die wahre Hölle dar. Die Behauptungen dieser Untergangspropheten sind nicht nur schwer verdaulich, sie sind auch völlig überzogen.

Niemand landet automatisch im Grab oder in psychiatrischer Behandlung, nur weil er gerne Brot aus Weizenmehl isst. Es lohnt sich trotzdem, sich mit diesen dunklen Visionen zu beschäftigen, denn sie zeigen als plakatives Beispiel, wie sich mit schrillen Behauptungen über die Auswirkungen von Ernährung Aufmerksamkeit erzielen lässt. Dass nun gerade Weizen auf der Abschussliste steht, ist zu einem gewissen Grad Zufall: Die Liste der vermeintlichen Ernährungsübeltäter ist ohnehin lang. Fleisch, Milch, Salz, Zucker, Fructose, Laktose, ständig werden einzelne Stoffe und Waren mit Lifestyle-Ernährungstabus belegt und andere zu Heilsbringern emporgejubelt. Die Karriere des Weizens als

Küchenschurke demonstriert aber, warum sich einzelne Lebensmittel so mühelos verteufeln lassen – und warum das Publikum diese Geschichten so gierig schluckt.

Beim Essen plagen die Menschen in den westlichen Industrieländern besondere Ängste, die häufig in Hysterie ausarten. Sogenannte Ernährungsexperten teilen Lebensmittel in die Kategorien »ungesund« und »gesund« ein – mit größter Leichtigkeit. Diese Aussagen zeigen Wirkung: Wir übernehmen diese Kategorien beinahe automatisch. Dabei plagt uns als Konsequenz permanent ein schlechtes Gewissen. Man wird ständig mit diesen Ängsten konfrontiert: Wir wohnen in der Nähe einer Biobäckerei, die sehr gutes Brot backt. Als ich dort einmal ein Vollkornbrot kaufen wollte, sah mich die Verkäuferin an und sagte: »Sie wissen aber schon, dass da Weizen drin ist?« Ich glotzte sie verständnislos an. Weizen war also böse? Auf der Vitrine im Verkaufsraum lag die Versprechung des Guten: Ein Flyer bewarb die »neue Wundersaat« aus Mexiko. Chia-Samen. Das Brot berste schier vor guten Inhaltsstoffen, versprach der Flyer.

So werden Lebensmittel in Gut und Böse eingeteilt. Die Lebensmittelindustrie hat schon in den 1980er-Jahren damit begonnen, sich auf vermeintlich gesunde Produkte zu konzentrieren. Die Frage liegt schließlich nahe: Wenn alle satt sind, wie kann die Branche dann weiter wachsen? Die Menschen dazu zu bringen, immer mehr zu futtern, scheint unmöglich oder wenigstens sehr, sehr mühsam zu sein. Die Anbieter haben eine andere Strategie gefunden. Drei Segmente des Lebensmittelmarktes bieten heute Wachstum und halbwegs anständige Margen: Convenience Food für die Gehetzten, die keine Zeit zu kochen haben; edler Luxusgenuss für die Kochfans, die Wert auf Käse, Olivenöl oder Wein aus diesen kleinen, ursprünglichen Betrieben legen und dafür gute Preise bezahlen; und schließlich die Gesundheitskarte – alles was natürlich, biologisch ist oder mit irgendwelchen besonderen Zusätzen versehen wurde, lässt sich ebenfalls gut verkaufen. Gesundheit lohnt sich – vor allem für die Anbieter.

Diäten beschränken sich auch nicht mehr nur darauf, die perfekte Figur zu versprechen. Es geht um mehr: das Immunsystem, Zufriedenheit, sexuelle Erfüllung und darum, das Alter in die Schranken zu weisen. Die Erfinder dieser Diäten beschreiben ihren Werdegang wie ein religiöses Erweckungserlebnis. Sie schildern Geschichten, wie sie sich aus dem Sumpf des körperlichen und seelischen Verfalls gezerrt und in ein neues, besseres Leben katapultiert haben. Und Sie können das auch! Diäten gehen immer. Es ist fast unmöglich, etwa ein Frauenmagazin ohne Abnehmtipps zu finden. Die 24-Stunden-Diät. Forever-Young-Diät. Schlank werden, schlank bleiben. Neben den Regalen mit den Magazinen türmen sich die Diätbücher. Sie versprechen Schlankheit im Schlaf, Jugend, Attraktivität und Erfolg. Diäten gehen immer, aber sie funktionieren nie. Wer Diät hält, versucht mit dem Verstand zu kontrollieren, was in das Reich der Emotionen gehört.

Nun tauchen also die Anti-Getreide-Gurus auf, schöpfen aus dem vollen Topf der Ängste und fügen dem Gericht des Schreckens neue Würze hinzu. Dazu zählen zum Beispiel die beiden amerikanischen Ärzte und Autoren William Davis und David Perlmutter. Die Bücher der beiden (»Die Weizenwampe. Warum Weizen dick und krank macht« sowie »Dumm wie Brot. Wie Weizen schleichend Ihr Gehirn zerstört«) standen monatelang auf den Bestsellerlisten der USA und zählen auch in Deutschland zu den bestverkauften Veröffentlichungen der Saison. Die beiden Pamphlete geißeln Weizen, Kohlenhydrate und Gluten. Als Allheilmittel predigen die Autoren den rigorosen Verzicht auf Kohlenhydrate, allenfalls zwei kleine Portionen Obst am Tag gestatten sie.

Nur um das mal einzuordnen: Da wird ein unverzichtbares Grundnahrungsmittel verteufelt. Die Menschheit deckt etwa ein Fünftel ihres Kalorienbedarfs aus Weizen. Weltweit produzieren Landwirte jährlich etwa 675 Millionen Tonnen von dem Getreide. Nur Mais und Reis spielen eine noch wichtigere Rolle für die Ernährung der Welt. Die Erfindung des Ackerbaus vor etwas mehr als 10 000 Jahren gilt zu Recht als Urknall menschlicher Kultur, ohne den es keine Schrift, keine Städte, keine Arbeitsteilung gäbe. Mindestens ebenso lang mahlen Menschen Getreide zu Mehl und backen Brot daraus. Das alles soll nun böse und für fast sämtliche Krankheiten verantwortlich sein, die nicht von Viren oder Bakterien ausgelöst werden?

Die Ernährungsfanatiker lassen derartige Einwände nicht gelten. Gerade weil Weizen so wichtig und allgegenwärtig ist, bietet er sich als Zielscheibe an. Es handelt sich um eine Masche, die zuverlässig Aufmerksamkeit garantiert: der Frontalangriff auf das Establishment. Die Weltgesundheitsorganisation (WHO), die Deutsche Gesellschaft für Ernährung (DGE) und andere anerkannte Organisationen empfehlen Getreide, Reis, Nudeln, Obst und andere Kohlenhydratträger als Basis einer ausgewogenen Ernährung? »Sie werden angelogen«, poltern die Ernährungsextremisten und behaupten das genaue Gegenteil. David Perlmutter stellt zum Beispiel Vollkornbrot als eine der übelsten Darreichungsformen eines Giftes dar. Stattdessen empfiehlt er Fleisch, Fett, Cholesterin.

Serviert werden die Empfehlungen mit einer Essenz von Verschwörungsdenken. Die Pharmaindustrie blockiere die Aufdeckung der Wahrheit; und die Lobbyisten der Saatgut- und Gentechnik-Konzerne kämpften ohnehin mit allen Mitteln dafür, die Gesundheit der Menschen im Namen des Profites zu zerstören. Auf diese Art der Argumentation vertrauen Ernährungsextremisten gerne, je nach Version der angeblich unterdrückten Wahrheit stellen andere Interessengruppen die finsteren Zensoren: die Milch-Lobby, die Fleischindustrie, die Vegetarier-Lobby oder die Olivenöl-Mafia.

Aber auch die Ernährungswissenschaften leisten ihren Teil dazu, dass Ernährungsextremisten ihre Saga vom Gift verbreiten können. Denn diese Disziplin liefert notorisch viele und berüchtigt unzuverlässige Ergebnisse, aus denen sich mit Leichtigkeit ein Horrorfilm mit wissenschaftlichem Tarnanstrich produzieren lässt. Oft wird etwa nur per Fragebogen abgefragt, was die Teilnehmer einer Studie in der Vergangenheit gegessen haben, und dann wird nach Korrelationen gesucht. Allein weil die Befragten unzuverlässige Auskünfte geben – wer weiß denn noch bis ins Detail, was er vergangenes Wochenende zum Frühstück gegessen hat –, sind die Ergebnisse meist für die Biotonne. Trotzdem werden Zigtausende Studien publiziert, in denen einzelnen Lebensmitteln extreme Wirkungen nachgesagt werden, die aber ohne seriöses Haltbarkeitsdatum veröffentlicht werden. Getreide, Weizen, Kohlenhydrate, Gluten? Da finden sich genug Publikationen, um die neue Version der letztgültigen Wahrheit zu stützen.

Forscher der Universität Stanford haben das mal in einer schönen Studie gezeigt, für die sie 50 Zutaten aus einem Kochbuch durch eine medizinische Datenbank jagten. Weil für die meisten dieser Nahrungsmittel unfassbar viele Ergebnisse auftauchten, konzentrierten sie sich nur auf die jeweils zehn aktuellsten Studien und staunten: Fast allen diesen Zutaten – darunter Salz, Pfeffer, Ei, Brot, Oliven, Tomaten und so weiter – ließen sich beliebige Auswirkungen zuordnen. Teilweise auch widersprüchliche: Mal schützte ein Lebensmittel angeblich vor Krebs, mal sollte es dessen Entstehung begünstigen. Aus einer derart disparaten Forschungsliteratur lässt sich natürlich vieles herauspicken. Aber Tomaten als Universalübeltäter lohnen sich nicht, so wichtig ist das Gemüse für die tägliche Ernährung nicht – das täglich Brot stellt das attraktivere Angriffsziel dar. Wenn man übrigens mit Wissenschaftlern spricht, auf deren Studien sich die Weizen-Warner beziehen, dann bekommt man als Antwort gelegentlich: »Das haben wir doch überhaupt nicht untersucht, das lässt sich daraus gar nicht ableiten.« Egal: ADHS, Demenz, Depression, Abhängigkeit? Bitte sehr, der Weizen, der böse Weizen.

Wird dieses Nahrungsmittel also in Grund und Boden gestampft werden und sich bald niemand mehr in eine Bäckerei trauen? Sicher nicht, ein Nebeneffekt der Hysterie um Ernährung und Gesundheit ist die Kurzlebigkeit und die Beliebigkeit der jeweiligen Moden. Der Weizen und Kohlenhydrate erleben gerade mindestens ihren dritten Aufguss als Bösewicht – Low-Carb erfuhr schon in den 1970ern eine erste Blüte, die dann in Jahrzehnten darauf als Atkins-Diät und dann später als Paläodiät aufgewärmt wurde.

Andere Ernährungsgurus stehen schon bereit, um ihre Gerichte des Schreckens in den Küchen der Welt zu verbreiten. Wer sich zum Beispiel in populäre Kochbücher für die vegane Küche vertieft, trifft dort auf Sätze, die denen der

Weizenhasser verblüffend gleichen. Nur unterstellen diese Autoren tierischen Produkten all die widerlichen Nebenwirkungen von Krebs bis Adipositas. Was die Anti-Weizenfraktion empfiehlt – Fleisch, Cholesterin –, wird hier als Ticket ins Verderben verkauft. Es besteht also Hoffnung für den Weizen, sich wieder aus der bösen Ecke zu befreien. Nur wird dann dort ein anderes Lebensmittel als Fiesling präsentiert werden – und zwar mit den gleichen Mitteln und derselben Strategie, mit denen gerade der Weizen diskreditiert wird.

Egal ob Weizen, Fleisch oder ein anderes Lebensmittel als böse gilt, der Schaden wird der gleiche sein. Denn Essen ist emotional – der Verstand sitzt nur als stummer Gast am Nachbartisch. Wenn er versucht, sich einzumischen, verdirbt er das Menü. Der Psychologe Stroebe beobachtete in einer seiner Studien etwa einen auffälligen Zusammenhang von gehemmtem, stark kontrolliertem Essverhalten und einem hohen Body-Mass-Index. Von den fettleibigen Probanden in einer Stichprobe zählten sogar 85 Prozent zu der Gruppe, die sich große Gedanken rund um Diäten machten. Das liegt nicht nur daran, dass füllige Menschen eben auch eher ihr Gewicht reduzieren wollen. Sogenannte kontrollierte Esser reagieren offenbar generell stärker auf den Anblick oder Geruch verlockender Speisen – und verlieren dann ihre Kontrolle. Menschen, die ihre Ernährung nach Regeln ausrichten, greifen dann oft besonders

Kontrollierte Esser verlieren öfter die Kontrolle über ihr Essverhalten.

herzhaft zu. So mündet der Versuch der Selbstbeschränkung in einem vollen Bauch und Schuldgefühlen. Das zeigte etwa Ingrid Fedoroff von der University of British Columbia in einem gemeinen Versuch. Sie setzte ihre Versuchspersonen zehn Minuten lang Pizzaduft aus. Kurz darauf wurde serviert, und jeder durfte so viel essen, wie er wollte. Ausgerechnet jene, die stets versuchten, sich am Riemen zu reißen, aßen besonders viel. Wenn kontrollierte Esser zugreifen, dann brechen die Dämme: Die Regeln sind sowieso verletzt, dann ist alles egal.

Bewusst zu essen, ist einer der vielen Imperative des modernen Ernährungsterrors. Wendet man ihn auf die Modelle der Psychologen an, klingt die Aussage plötzlich nicht mehr so sinnvoll. Sein Essverhalten rational zu kontrollieren, trennt einen womöglich von den Signalen des Körpers. Überspitzt ausgedrückt: Der gedankenlose Esser isst, solange er Hunger spürt. Ist er satt, legt er den Löffel wieder hin. Beherrschte beziehungsweise bewusste Esser setzen sich stattdessen Ernährungsregeln und verfolgen ein Ziel – etwa eine konkrete Zahl an Kilos, die sie verlieren wollen. Es gibt Theorien in der Psychologie, die besagen, dass diese gehemmten Esser dabei ihr Gespür für Hunger und Sattheit verlieren.

Aber egal, wir sollen uns um unsere Gesundheit kümmern. Mehr, mehr, mehr. Gesundheit ist kein Ponyhof, Gesundheit ist harte Arbeit. Das fordern ja auch die Krankenkassen (gesünder Essen!), die Bundesregierung (mehr Sport!) und einzelne Askese-Politiker (kein Salz!).

Schuld und Sünde

Müßiggang im Urlaub ist ab sofort gestrichen. Wer heutzutage Ferien macht, der nutzt die Zeit gefälligst sinnvoll. Eine Reise an die See kann schließlich helfen, die Batterien wiederaufzuladen – wie soll man sonst das Pensum bewältigen, das bei der Rückkehr ins Büro auf dem Schreibtisch wartet? Deshalb wird im Urlaub künftig gearbeitet und zwar am Wohlbefinden, an der Vitalität, an der Gesundheit. Also, auf zu einer »Holistic Health Journey« ins nächste Retreat. Zum Programm zählen gesunde Ernährung, Gewichtsmanagement, ganzheitliche Übungen und das Erlernen anständiger Atemtechniken. Einfach mal durchatmen war gestern, heute kann man sogar beim Luftholen irrsinnig viel falsch machen. Aber, so suggerieren die Angebote, es gibt ja auch so viel zu gewinnen: Wer richtig schnauft, der wird gesünder und glücklicher. Er muss nur durchhalten, denn Gesundheit gilt heute als Produkt harter, persönlicher Arbeit.

Wem die Holistic Health Journey zu esoterisch angehaucht ist, der bucht eben Yoga auf den Kykladen oder checkt im Internet auf der Seite des Anbieters Dr. Holiday, ob die Krankenkasse einen Zuschuss leistet, wenn der Läuterungswillige eine ärztlich begleitete Reise bucht oder sich für eine Kompaktkur entscheidet. Eine Fastenwanderung ist auch immer eine Alternative, besonders in Verbindung mit einem Schweigeseminar. Man kann sich so viel Gutes tun, nur wehe man verzichtet darauf!

Wer heute bei guter Gesundheit ist, der hatte nicht einfach Glück, nein, der präsentiert nun stolz das Ergebnis harter, disziplinierter Arbeit. All die Detox-Kuren, die vielen Gemüse-Shakes, die Spinning-Kurse im Fitness-Studio und das Mindfulness-Programm scheinen sich auszuzahlen. Gesundheit gilt als Frucht radikaler Selbstdisziplin.

Darin stecken jedoch zwei Trugschlüsse: Dass der Einzelne mit seinem Verhalten das Schicksal besiegen kann, ist eine Illusion – die oft teuer erkauft wird, denn am Fitnessstreben des besorgten Gesunden verdienen Ärzte, Industrie und der Lifestyle-Komplex besonders gut. Und dann ist da der lange Schatten der Kehrseite. Wenn Gesundheit das Ergebnis harter Arbeit ist, dann lautet der deprimierende Umkehrschluss, dass Krankheit das Resultat persönlicher Verfehlungen ist. Wer dick ist, gilt als undisziplinierter Mensch, dessen Körper sein moralisches Versagen gegenüber den Ansprüchen der Gesellschaft versinnbildlicht. Eine Krebsdiagnose bedeutet dann, dass der Patient einen falschen Lebensstil gepflegt hat.

Es ist grotesker Unsinn, einem Menschen vorzuhalten, er habe seine Krankheit selbst zu verantworten. Doch die Illusion der persönlichen Macht über die Gesundheit verleitet zu diesem Denken: Wer an einer Krankheit leidet, der hat nicht hart genug an sich gearbeitet. Wer krank wird, der hat selber schuld an seinem Schicksal. Zum Herzinfarkt gesellen sich dann auch noch Schuldgefühle. Hätte man nicht noch mehr machen können? Mehr Bewegung, gesündere Ernährung, mehr Prävention, mehr Check-ups?

Man hätte das alles machen können. Aber wahrscheinlich hätte das die Krankheit nicht verhindert – und auch die Schuldgefühle wären die gleichen. Denn mehr geht immer, und daraus ergibt sich, dass am Ende immer das Schuldgefühl wartet. Wenn Gesundheit als Produkt harter, disziplinierter Arbeit gilt, dann ist Krankheit stets ein Beweis des persönlichen Versagens. Und wahrscheinlich sind die Schuldgefühle umso größer, je mehr ein Mensch das Dogma vom gesunden Leben gelebt hat.

Die Industrie lebt sehr gut von diesem Denken. Denn auf diese Weise weitet sie die Krankheitszone auf Gesunde aus. Diesen Gesundheitsbesorgten lassen sich sogenannte Individuelle Gesundheitsleistungen verkaufen. Dass diese Igel-

Angebote meist sinnlos sind, ist egal. Den Kunden wird das Gefühl verkauft, sie hätten etwas für ihre Gesundheit getan. Davon lebt die Präventionsmedizin, davon profitieren die Programme zur Früherkennung von Krebserkrankungen. Auch deren Nutzen ist mehr als umstritten: Die Gleichung, wonach eine früh erkannte Gefahr auch schnell gebannt sei, geht laut vielen Studien nicht auf – im Gegenteil. Viele Screening-Programme schaden mehr als sie nutzen.

Doch für den verunsicherten Gesundheitsbürger sind Angebote wie das Screening auf das prostataspezifische Antigen (PSA) attraktiv. Selbst wenn man selbst dafür bezahlen muss und ein Nutzen der Untersuchung nicht belegt ist, lässt man sich davon einfangen: Die Attraktivität der Früherkennung besteht darin, den Menschen zumindest kurzfristig die Angst zu nehmen. Der Preis dafür ist, dass wir zwischen den Untersuchungen in steter Furcht leben und das Schlimmste erwarten. Die Erleichterung hält stets nur kurzfristig an, dann geht es wieder an die Arbeit: ins Fitnessstudio, ins ganzheitliche Retreat und jeden Tag fünf Mal Gemüse essen.

Die Illusion des Machbaren

Der Fortschritt und das medizinische Angebot haben die Illusion geweckt, alles sei behandelbar – und deshalb betrachten wir auch immer mehr Sphären des Lebens als therapierbar. Das wandelt sich in Nachfrage um. Die Anbieter wecken den Glauben, dass Gesundheit zu kaufen sei und vermarkten ihre Produkte als Ticket ins gelobte Land des Wohlbefindens. Kunden werden deshalb permanent an die schrecklichen Gefahren erinnert, die ihnen allüberall drohen

– Krebs, Siechtum, Impotenz, Glatzenbildung. Und zufällig haben die Warner das Gegenmittel im Angebot. Sie verkaufen es als Buch, als DVD, als Diätprodukt, als Nahrungsergänzungsmittel oder Medikament. Der wirtschaftliche Gesundheitskomplex erzeugt ein Klima des permanenten Ausnahmezustands, ein Gefühl allgegenwärtiger Bedrohung. Sobald die Kunden ausreichend verunsichert sind, lässt sich jedes Wundermittel verhökern.

Schlechte Zeiten für Fatalisten

Das Dogma von der persönlichen Kontrolle über die Gesundheit verfügt natürlich über etwas Wahrheit. Verhalten und Gewohnheiten zu verändern, kann sich segensreich auf Leib und Leben auswirken. Mit dem Rauchen aufzuhören, senkt das Risiko ernsthafter Erkrankungen, Sport zu treiben, hilft dem Herz-Kreislauf-System (und schadet den Knien). Statt Pommes und Tiefkühlpizza auch mal etwas Frisches, Selbstgekochtes zu essen, stellt nicht die schlechteste Idee dar. Doch der Einfluss des Einzelnen ist begrenzt. Mehr noch: Das Dogma der Machbarkeit verstärkt die negativen Erfahrungen, die Krankheit mit sich bringt.

Der Glauben an die Möglichkeit der eigenen Einflussnahme lässt Beeinträchtigungen noch stärker wirken. Wer überzeugt ist, die Folgen des Alterns ließen sich aufhalten, reagiert mit besonderem Entsetzen auf Krähenfüße, Bindegewebsschwäche und Haarausfall; wer glaubt, die plastische Chirurgie sei in der Lage, den Zinken im Gesicht zu einer optischen Bereicherung umzuformen, hasst seine Nase ganz besonders. Und wer sich nicht damit abfindet, dass sein Leiden chronisch ist und gegen die Allergie kein Kraut gepflückt worden ist, der denkt und fühlt unter Umständen wie ein verlassener Partner, der die Hoffnung nach einer Wiederauferstehung der Liebe noch immer nicht aufgegeben hat. Manchmal hilft es, das Kämpfen einzustellen; manchmal erleichtert ein gesunder Fatalismus den Umgang mit unangenehmen Situationen. Fatalismus oder Kapitulation kann nämlich auch bedeuten, die Situation zu erkennen, wie sie sich tatsächlich darstellt – und die Aufmerksamkeit wieder auf andere, auf angenehmere Dinge zu richten als die eigenen Gebrechen.

Wenn ein Leiden behandelbar ist, dann erscheint es gravierender und schlimmer. Wenn eine Situation veränderbar ist, dann werden wir diese nicht akzeptieren, wenn wir damit unzufrieden sind. Wenn an einer Lage nicht gerüttelt werden kann, dann fügen sich die Menschen und finden Gründe, warum das so auch gut ist. In sozialen Systemen, die starken Einfluss auf die Individuen ausüben, beobachten Psychologen diese Rechtfertigungsmechanismen besonders häufig. Sind Menschen überzeugt, an ihrer katastrophalen Ehe oder dem verbrecherischen Verhalten eines Regimes sei nichts zu ändern, setzt dies ein Rechtfertigungsprogramm in Gang.

Das gilt auch für den einzelnen Menschen und für die Sphäre der Gesundheit. Unnötiger Schmerz bereitet, so haben Psychologen beobachtet, größere Pein als solcher, der unausweichlich ist. Der Psychiater Arthur Barsky berichtet von Studien, in denen untersucht wurde, wie Patienten mit schweren Entstellungen ihres Gesichts zurechtkommen. Waren diese Verletzungen nicht behandelbar, stabilisierte sich das Wohlbefinden eher, als wenn Chirurgen noch etwas ausrichten konnten. Im Vergleich litten sogar die Menschen stärker, die kleine Makel an sich durch plastische Chirurgie verändern lassen wollten – obwohl diese meist nur ihnen selbst auffielen und im Vergleich zu den gravierenden Verletzungen lächerlich waren. Doch man konnte sie verändern, das steigerte die Unzufriedenheit und die erlebte Beeinträchtigung.

Fettleibige Menschen erleben auch dann besonders viel Unglück, wenn sie abnehmen möchten. Erst wenn man sein Erscheinungsbild verändern möchte, betrachtet man dieses in all seinen unschönen Details. Sogar wenn eine Diät kurzfristigen Erfolg bringt und die Pfunde purzeln lässt, so berichten Wissenschaftler, schlägt das oft auf die Laune. Die Menschen sind dann trotz einer erfolgreichen Diät unglücklicher als zuvor. Eine Situation zu verändern, kann Unglück verstärken. Die Illusion des Machbaren in der Medizin hat dazu zweifellos die Macht.

Gesundheitsängste

Der besorgte Gesundheitsafficionado spricht zwar gerne über die sogenannten Selbstheilungskräfte des Körpers, aber er vertraut ihnen nicht. Zumindest nicht, ohne mit allerlei Mittelchen nachzuhelfen. Und je fester wir daran glauben, dass Krankheit kontrolliert und Risiken beherrscht werden können, desto allergischer reagieren wir auf Gefahren. Die Warnungen wirken einfach – schon immer. Zu Beginn des 20. Jahrhunderts entdeckten Wissenschaftler zum Beispiel, dass Mineralstoffe aus Lebensmitteln den pH-Wert im Körper kurzfristig in den sauren oder alkalischen Bereich drängen können. Die Apostel der guten Ernährung, die zu jener Zeit eine kleine Konjunktur erlebten, stürzten sich auf diese Erkenntnis und interpretierten sie in ihrem Sinne. Der Fasten-meister Franz Xaver Mayr aus Österreich und der Schweizer Ernährungsguru Maximilian Bircher-Benner verkündeten, dass Säure das übelste Zellgift schlechthin sei oder orakel-ten von toxischen Zerfallsprodukten, die dem Körper durch eine Versauerung zusetzten. Die Folgen? Nun, das Übliche, Sie kennen das langsam: Rheuma, Diabetes, multiple Skle-rose, Arteriosklerose, Gicht und so weiter. Selbstverständlich hatten beide ein Gegenmittel im Programm: ihre eigenen Er-nährungslehren, mit denen sie viel Geld machten. Heute le-ben diese Gedanken in den gerade so beliebten Detox-Diäten weiter.

Die populären Detox-Diäten versprechen, man könne alle Sünden aus dem Körper waschen, indem nur die richtigen Smoothies getrunken werden. Denn damit – so trommeln die Anbieter – löse man all die Giftstoffe aus den Zellen, die sich dort durch Alkohol, durch falsche Ernährung und einen überhaupt ungesunden Lebensstil angesammelt hätten. Hier kommt der Haken: Diese Giftstoffe oder Schlacken, wie sie auch gerne genannt werden, liegen in dieser Form gar nicht im Körper vor. Leber und Nieren kriegen es ziemlich gut hin, unerwünschte Substanzen aus dem Körper zu befördern. Aber es lässt sich eben so schön Geld damit verdienen, vor Giften zu warnen und das vermeintliche Gegengift zu verkaufen, das endlich Schönheit, Reinheit und Gesundheit garantiert.

Nur, warum reagieren wir so heftig auf die Warnungen? Warum lassen wir uns immer wieder von solchen Horror-stories einfangen?

Wir sprechen einfach sehr viel stärker auf negative

Nachrichten an und reagieren zum Beispiel schneller auf böse Gesichter als auf lächelnde. Schlechte Aussagen wirken glaubwürdiger als positive. Zugleich bedienen diese Warnungen einen mächtigen Affekt, der Menschen eigen ist: die Verlustaversion. Wenn wir etwas besitzen, dann fürchten wir um diesen Besitz. Verlust schmerzt mehr, als ein Gewinn Lust schafft – und die schlimmste Verlustangst eines Menschen besteht darin, seine Gesundheit und seine körperliche Unversehrtheit zu verlieren. Leider passiert dies, ohne dass dem Einhalt geboten werden kann: Man nennt das »Altern«. Älterwerden finden wir mittlerweile so schlimm, dass es uns schon als Krankheit erscheint.

Gesundheitswarnungen und Krankheitshorrorstorys erzielen deshalb zuverlässig Aufmerksamkeit. So wird in steter Regelmäßigkeit behauptet, die psychische Gesundheit der Deutschen leide. Das stimmt nicht, aber die Widerlegungen dieser Nachrichten gehen in der allgemeinen Panik unter. Es existiert kein Trend hin zu mehr psychischen Erkrankungen, wie immer wieder gewarnt wird. So steige nicht die Zahl der Erkrankungen, sondern vielmehr die Häufigkeit der Diagnosen, argumentiert etwa ein Team um den Psychiater Hans-Ulrich Wittgen von der TU Dresden, die im Jahr 2011 eine Auswertung der Daten von 514 Millionen Menschen in 27 EU-Staaten vorlegten. Ärzte und Patienten seien heute aufgeklärter, und psychiatrische Erkrankungen wie eine Depression seien nicht mehr mit einem so mächtigen Tabu belegt wie noch vor einigen Jahrzehnten. Ärzte und Patienten trauen sich heute eher, die Leiden beim Namen zu nennen. Vor einigen Jahrzehnten drückte man sich aus Furcht vor Stigmatisierung vor solchen Diagnosen oder erkannte als Patient gar nicht die Notwendigkeit, einen Zustand behandeln zu lassen. Dass die Diagnosen heute häufiger sind als einst, hat also weniger damit zu tun, dass die Moderne krank macht, als damit, dass der soziale Fortschritt es gestattet, Schwäche in Form einer psychiatrischen Erkrankungsepisode einzugestehen.

Doch leider setzt sich diese Sicht nicht durch. Ständig ist zu hören, dass die psychische Gesundheit der Deutschen leidet und die unmenschlichen Anforderungen in Arbeitswelt und anderen Bereichen des Lebens ihren Tribut fordern. Und wir glauben das. Der Untergangsprediger findet stets Gehör. Wer von einer rosigen Zukunft schwärmt, wird meistens als unrealistischer Spinner verlacht. Und deshalb schenken wir den hysterischen Gesundheitswarnungen von Politikern und Ernährungsextremisten Gehör. Und je mehr Warnungen und Sorgen im Umlauf sind, desto mehr leiden die Menschen, haben Psychologen immer wieder beobachtet.

Wie allgegenwärtig Warnungen sind, das hat einmal der Statistiker Walter Krämer untersucht und eine Liste zusammengestellt, was laut einer Internetrecherche alles Krebs erzeugen kann. Glauben Sie mir, das hier ist nur eine gekürzte Liste:

Ablagerungen in Kaffeebohnen, aggressive Cholesterol-Senkung, Alkohol, Ameisensäure, Anilin, Aroma-Chemikalien, Arsensäure, Asbest, Babyschnuller, Benzol, Blaugel, Blei, Buchenstaub, Cannabis, Chlor, Cobalt, Computermonitore, Deosprays, Dieselmotor-Emissionen, Dioxin, Duftbäume im Auto, Energiesparlampen, fernöstliche Kräutermischungen, Formaldehyd, gegrillte Mettwürstchen, Glasfasern, Handystrahlung, Holzstaub, Heizöl, HP-Viren, Kartoffelchips, keramische Mineralfasern, Klapprechner, Kohlenmonoxid, Kondome, Laserdrucker, Lebensmittelzusatzstoffe, Linkshändigkeit, Luftballons, Mineralwolle, Neurodermitis-Salben, Nickel, Oralsex, Ostzonensuppenwürfel, Ozon, Passivrauchen, Parfüm, PCB, Pommes frites, Quarz, Rapsöl-Abgase, rohes Rindfleisch, Rohöl, scharf angebratenes Fleisch, Schichtarbeit, Schimmelpilze, Schminke, Sojabohnen, Speckstein, Stammzellen, Tabakrauch, Tätowierungen, Tupperware, Übergewicht, zu viel UV-Strahlen, zu wenig UV-Strahlen, Venylacetat, WLAN-Anlagen, Zigaretten-Zusatzstoffe, Zimtsterne, Zitronensäure.

Glauben, weil viele glauben

Der Tennisspieler Novak Djokovic verzichtet seit dem Jahr 2010 auf Gluten. Der Profisportler beschäftigt einen Ernährungsberater, und der diagnostizierte dem Serben eine Intoleranz. Seitdem er darauf achtet, das Klebereiweiß zu meiden, gehe es ihm nicht nur besser, so Djokovic, sondern seine sportlichen Leistungen seien regelrecht explodiert.

Lady Gaga kündigte im Jahr 2012 an, dass sie zu 100 Prozent auf Gluten verzichten werde. Sie brauche all ihre Kraft, um die künftige Tour durchzustehen, erklärte die Sängerin. Daher wolle sie abnehmen und Energie tanken. Ihr Team habe Anweisungen bekommen, künftig strikt darauf zu achten, dass keinerlei Gluten in den Speisen steckt, die sie bei Terminen bekommt.

Miley Cyrus meldete sich Anfang 2012 bei Twitter zu Wort. Nein, so betonte die Sängerin, sie leide keinesfalls an einer Essstörung. Dass sie Gewicht verloren habe, liege nicht an einer Anorexie, wie irgendwer irgendwo behauptet habe. Nein, die Pfunde seien verschwunden, weil sie ihre Ernährung umgestellt habe und nun ganz auf Gluten und Laktose verzichte. Sie sei nicht magersüchtig, sondern gluten- und laktoseintolerant.

Und weiter: Über die Tennisspielerin Sabine Lisicki, die Fußballer Jerome Boateng und Marcell Jansen, die Biathleten Christoph Stephan und Andrea Henkel, Nordrheinwestfalens Ministerpräsidentin Hannelore Kraft, das ehemalige Spice Girl Gerri Halliwell, die Schauspielerin Jessica Alba, das Model Miranda Kerr, die Fußballer-Gattin und Designerin Victoria Beckham, die Schauspielerin Gwyneth Paltrow und über viele, viele andere Prominente ist zu lesen, sie vertrügen kein Gluten. Ist das nicht Beweis genug? Wenn so viele, so erfolgreiche Menschen das Eiweiß nicht vertragen, dann belegt das doch, dass der Stoff per se schädlich ist, oder?

Nun, das beweist noch nichts, es zeigt hingegen etwas anderes: Menschen glauben an Dinge, weil sie erfahren, dass andere daran glauben. Sie tun Sachen, weil andere diese ebenfalls machen. Das Phänomen nennt sich *Social Proof* – sozialer Beleg. Sich an der Mehrheit zu orientieren, ist oft sinnvoll und die richtige Strategie. Einem Soldaten kann es das Leben retten, wenn er sich auf den Boden wirft und Deckung sucht, nur weil seine Kameraden das gleiche machen. Und unsere Jäger-und-Sammler-Vorfahren könnten auch häufiger richtig als falsch gelegen haben, wenn sie das Verhalten ihrer Gruppe nachahmten. Doch manchmal verzerrt der soziale Beleg den Blick auf die Realität. Immer wieder wird es als Beweis für die Richtigkeit einer Ansicht angeführt, dass viele Menschen sie teilen. Das Suchwort »Impfschaden« ergibt 89 800 Google-Treffer, also müssen Impfungen gefährlich sein, glauben viele Leute. Hinter unseren Medikamenten muss mehr stecken als der Placebo-Effekt, sagt ein Manager des Homöopathieherstellers Wala in einem Beitrag im Fernsehen des WDR, sonst würden nicht so viele Menschen unsere Präparate kaufen. Solche Aussagen bringen uns zumindest ins Grübeln.

Soziale Belege wie etwa die Popularität einer Meinung, die Verbreitung eines Verfahrens oder einer Therapie liefern eine Illusion von Wahrheit. Das kann mitunter tragische Folgen haben – und es kann Jahrhunderte dauern, bis der Irrtum überhaupt erkannt wird. Der Aderlass etwa kostete unzählige Menschenleben, alleine weil die lange Tradition als Beleg für seine Wirksamkeit galt. Das Konzept hatte sich vom antiken Griechenland aus durchgesetzt und basierte auf der sogenannten Vier-Säfte-Lehre. Ihr zufolge entstehen Krankheiten, weil das Verhältnis von vier verschiedenen Körperflüssigkeiten in Ungleichgewicht geraten ist. Diese vier Säfte waren Blut, gelbe Galle, schwarze Galle und Schleim. Ihnen wurden darüber hinaus Charaktereigenschaften zugeschrieben: Blut sorge für Optimismus, gelbe Galle für Jähzorn, schwarze Galle für Trübsinn, und Schleim mache die Menschen gefühllos. Die griechischen Ärzte glaubten, dass Blut in den Adern eines Menschen zum Stillstand kommen könne und so schließlich die Säfte blockieren oder stauen könne, was wiederum Krankheiten verursache. Ihr Therapievorschlag war stets der gleiche: Es müssten Adern geöffnet werden, um das gestaute Blut abfließen zu lassen.

Die theoretische Basis des Aderlasses ging von falschen Annahmen aus, und die Praktik selbst schwächte die Menschen. Wer krank ist, befindet sich in einem labilen Zustand. Verliert er dann auch noch große Mengen Blut, wird er noch schwächer. Der Aderlass brachte Patienten in Gefahr statt auf den Weg der Heilung. Doch die medizinische Tradition der antiken Griechen galt in Europa lange Zeit als quasi heilig. Generationen von Ärzten ließen Patienten zur Ader – brauchte es noch mehr Beweise für das segensreiche Wirken dieser Methode als die vieltausendfache Anwendung? Nein, die Ärzte hielten an dem Verfahren fest: Ihre Vorgänger und deren Vorvorgänger hatten Patienten bluten lassen, warum sollte es dann falsch sein?

Der Aderlass zählte weit mehr als 2000 Jahre lang zur Standardprozedur der Medizin, die tatsächlich dafür sorgte, dass Kranke bis Ende des 19. Jahrhunderts im Schnitt eine höhere Überlebenswahrscheinlichkeit hatten, wenn sie Ärzte mieden. Erst als er ein prominentes Opfer forderte, brach ein langer Streit über diese Technik vom Zaun.

Am 13. Dezember 1799 erwachte George Washington mit den Symptomen einer starken Erkältung. Der erste Präsident der Vereinigten Staaten von Amerika war damals 66 Jahre alt, und er hatte sich eine ordentliche Infektion eingefangen. Die Ärzte ließen ihn zur Ader und zapften ihm einen Drittel Liter Blut ab. Am nächsten Tag zeigte Washington keine Zeichen der Besserung. Die Ärzte öffneten abermals eine Ader und ließen in zwei Sitzungen je einen halben Liter Blut ab. Im Körper zirkulieren etwa fünf Liter But, fast eineinhalb Liter hatte George Washington durch die Aderlässe verloren. Am frühen Abend verschlechterte sich sein Zustand weiter. Wieder schnitten die Ärzte ihm eine Ader auf. Sein Blut war bereits zähflüssig und floss kaum ab, ein Zeichen von Wassermangel. Im Laufe des Abends starb George Washington. Die Ärzte hatten ihm fast die Hälfte seines Bluts abgezapft.

Eine Minderheit von Ärzten hatte den Aderlass schon zuvor kritisch gesehen. Nach dem Tod des Präsidenten kam es zur offenen Konfrontation zwischen Befürwortern und Gegnern. Die Aderlass-Anhänger befanden sich jedoch in der Mehrheit. Unter ihnen waren die damals angesehensten Mediziner Amerikas, ja der Welt. In einem spektakulären Prozess kurz nach dem Tod George Washingtons urteilten die amerikanischen Richter, der Aderlass sei ein segensreicher und legitimer medizinischer Eingriff. Zehn Jahre nach dem Prozess zeigte ein Militärarzt in einer Vergleichsstudie die kontraproduktive Wirkung des Aderlasses. Die Sterblichkeit von Patienten, die der Prozedur unterzogen wurden, lag um das zehnfache über der von solchen, denen dies erspart geblieben war. Weitere Studien ergaben das gleiche Ergebnis.

Es dauerte jedoch bis in die zweite Hälfte des 19. Jahrhunderts, bis die Überzeugungskraft der sozialen Belege überwunden war und der Aderlass im Giftschrank der Medizingeschichte verschwand. An seine Stelle traten andere Verfahren, deren Wirksamkeit nicht bewiesen war und deren beharrliche Anwendung mit ihrer Beliebtheit begründet wurde.

Wie stark die Überzeugungskraft der Gruppe und des sozialen Beleges ist, das zeigte eines der berühmtesten der Psychologie. Solomon Asch bat jeweils sieben junge Männer für seine vielfach wiederholten Versuche in sein Labor. Er wolle ihre visuelle Wahrnehmung testen, erklärte er ihnen. Die sieben Studenten saßen an einem Tisch. Asch legte der Gruppe Karten vor, auf denen je drei Linien zu sehen waren, die unterschiedliche Längen hatten. Auf einer zweiten Karte war nur ein Strich aufgedruckt, die Standardlinie. Die Aufgabe lautete: Sagen Sie, welche der drei Linien auf der einen Karte die gleiche Länge wie die Standardlinie auf der anderen Karte hat. Die Aufgabe war beschämend einfach. In der ersten Runde nannten alle Probanden die richtige Lösung, ebenso in der zweiten.

Wie in so vielen Studien, die Psychologen konzipieren, ging es um etwas ganz anderes, als Solomon Asch behauptet hatte. Eigentlich befand sich nur ein einziger Proband im Raum, der Student an Position sechs. Alle anderen Anwesenden waren eingeweiht worden. Und streng nach Drehbuch hatten sie in den ersten beiden Runden die richtige und offensichtliche Antwort gegeben. Was würde aber passieren, wenn die fünf Studenten vor dem Probanden an Position sechs die gleiche falsche Antwort gaben? Zumal die richtige Lösung unter normalen Umständen nicht zu übersehen sein würde? Genau das wollte Asch herausfinden. Wer beugt sich dem Druck der Gruppe? Was passiert, wenn die Probanden vor das Dilemma gestellt werden: »Soll ich meinen Augen trauen, oder dem, was die anderen sagen?«

In der dritten Runde entwickelte sich stets das gleiche

Schauspiel. Der Student an Position 1 gab die falsche Antwort. Der zweite in der Runde schloss sich ihm an. Spätestens jetzt reagierte der ahnungslose Proband mit Unglauben. Der dritte und der vierte in der Runde sagten die gleiche, offensichtlich falsche Antwort. Haben die denn keine Augen im Kopf? Auch der fünfte in der Reihe nannte die falsche Antwort – ohne einen Funken Zweifel in seiner Stimme. Auf Fotos des Experiments ist den armen Ahnungslosen in den Versuchsrunden die Qual anzusehen. Die echten Probanden litten. Dreiviertel von ihnen stimmten mindestens einmal der offensichtlich falschen Mehrheitsmeinung zu. Nicht alle verleugneten ihr Gefühl, dass die anderen Mist erzählten. Doch insgesamt schlossen sich erstaunlich viele der falschen Mehrheitsmeinung an. »Dass normale, intelligente und wohlmeinende junge Menschen dazu bereit waren, Weiß Schwarz zu nennen, sollte uns Sorgen machen«, resümierte Solomon Asch.

Die Probanden in der Gruppe waren keinem großen Druck ausgesetzt. Lediglich das Gefühl, alleine vor anderen eine abweichende Meinung vertreten zu müssen, ließ sie einschwenken. Sie beugten sich einer Mehrheit, wie wir uns im Alltag einer Mehrheit unterwerfen. Wenn eine Traube Menschen vor einem Haus stehen bleibt, dann werden wir wahrscheinlich auch kurz innehalten, um nachzusehen, was denn dort so interessant ist. Je enger Menschen zusammenleben, desto einförmiger scheinen ihre Einstellungen zu Gefahr, Risiko und auch zu Gesundheit zu sein. Behalten Sie das im Hinterkopf, wenn ihre Freunde bei einer Einladung wieder über ihre vielen Nahrungsmittelunverträglichkeiten diskutieren.

Das alles mündet in der zentralen Aussage dieses Buches. Die hysterischen Warnungen vor Gefahren für unsere Gesundheit und unser sorgenvoller Fokus auf ein vermeintlich gesundes Leben zerstören unser Gefühl von Wohlbefinden. Alleine deshalb, weil die Warnungen so verbreitet sind und jeder ihnen glaubt. Wenn sich so viele Menschen um ihre Gesundheit sorgen, dann muss doch etwas dran sein, oder? Weil das Thema Gesundheit eben so präsent ist, fühlen auch wir uns bedroht – mit negativen Folgen: Wir fühlen uns schlecht, obwohl es uns gut geht. Und wir fühlen uns schlecht, weil wir uns so viel mit Gesundheit beschäftigen. Ob wir wollen oder nicht.

DUNKLE GEDANKEN:
Über die destruktive Kraft der Psyche

Ein Scheinselbstmord

Seit einem Monat schon fühlte er sich niedergeschlagen. Er fürchtete, in eine Depression zu rutschen. Schon einmal war er deswegen in Behandlung gewesen. Derek brütete vor sich hin, wie gelähmt hockte er in einem tiefen Tal der Verzweiflung. Dann entdeckte der 26-jährige Student eine Anzeige, von der er sich Hilfe versprach. Das könnte ein Ausweg aus seiner Situation sein, dachte Derek. Für den Test eines neuen Antidepressivums wurden Probanden gesucht, hieß es in der Annonce.

Diese unverhoffte Möglichkeit barg gleich zwei Chancen auf einmal: Ein paar Jahre zuvor musste er die Behandlung seiner Depressionen abbrechen. Er hatte die Medikamente nicht vertragen. Durch die Tabletten hatte er sich regelrecht dauersediert gefühlt, sein Körper war taub, abgestumpft. Seine Stimmung lag wie auf einer Nulllinie, und er fühlte sich noch immer abgeschnitten von der Welt, nur auf eine andere Art als durch die Depression. Das war zu viel für ihn gewesen, er hatte die Behandlung abgebrochen.

Aber vielleicht zeigte das neue, experimentelle Antidepressivum keine solch gravierenden Nebenwirkungen, hoffte der Student. Schließlich handelte es sich ja um eine Neuentwicklung, und sicher war er nicht der Einzige, der unter diesen heftigen Nebenwirkungen durch die alten Medikamente gelitten hatte, oder? So etwas musste doch bei der Entwicklung neuer Antidepressiva berücksichtigt werden, überlegte er, da sollte es doch darum gehen, die Nebenwirkungen in den Griff zu bekommen. Derek hoffte sehr, das neue Medikament besser zu vertragen.

Die zweite Chance lag auf der Hand: Er könnte sich durch die Teilnahme an den Versuchen aus dem Tal seiner Depressionen befreien und sich wieder stabilisieren. Der 26-Jährige schrieb sich für die Studie ein. Die Kapseln mit dem zu testenden, neuen Wirkstoff bekamen die Probanden für je einen Monat ausgehändigt. Bisher hatte er das neue Medikament gut vertragen. Nach einem Monat hatte sich seine Stimmung gebessert, er fühlte sich stabiler als zuvor, etwas zuversichtlicher. Gerade hatte er sich von den Psychiatern, die die Studie leiteten, die Medikamentenration für den zweiten Monat abgeholt.

Der unmittelbare Auslöser seiner Depression schien offensichtlich zu sein: Seine Freundin hatte sich unmittelbar vor seinem Sturz ins Stimmungstief von ihm getrennt. Seine Unfähigkeit, sich zu entscheiden, seine permanente Unsicherheit mache sie rasend, sie ertrage das nicht mehr, begründete sie die Trennung. Derek reagierte niedergeschmettert.

Durch die neuen Medikamente fühlte er sich nun etwas stabilisiert – bis er wieder einmal mit seiner Exfreundin telefonierte und sie sich abermals heftig stritten. Der zarte Stimmungsaufschwung der vergangenen Wochen war mit einem Schlag verflogen. Nach der Auseinandersetzung mit seiner Ex traf er eine Entscheidung, einen radikalen Entschluss sogar, als ginge es darum, den Vorwurf der Entscheidungsunfähigkeit mit größtmöglicher Wucht zu entkräften: Er versuchte, sich das Leben zu nehmen und schluckte fast die komplette Monatsration Antidepressiva auf einmal. Er spülte 29 Kapseln eines noch nicht zugelassenen Psychopharmakons die Kehle hinab.

Fast augenblicklich bereute Derek seine radikale Entscheidung. Er geriet in Panik. Derek suchte Hilfe und flehte seinen Nachbarn an, ihn ins nächste Krankenhaus zu bringen. Dort schaffte er es noch, sich bis zur Anmeldung in der Notaufnahme zu schleppen. »Helfen Sie mir, ich habe alle meine Pillen genommen«, stammelte er und brach zusammen. Die leere Medikamentendose fiel aus seiner Hand, als er zu Boden stürzte.

Die Ärzte reagierten sofort und leiteten Notfallmaßnahmen ein. Der Patient war zwar noch bei Bewusstsein, aber er wirkte weggetreten und lethargisch, wie es Mediziner und Psychiater um Roy Reeves in dem Fallbericht über den versuchten Selbstmord des 26-jährigen Studenten Derek beschreiben, den sie im Fachjournal *General Hospital Psychiatry* veröffentlich haben.

Mr. A., wie sie den Patienten in ihrer Veröffentlichung nennen, war kreidebleich, kalter Schweiß stand in Perlen auf seiner Stirn. Sein Blutdruck war besorgniserregend abgesackt, er zitterte und atmete hektisch. Die Ärzte setzten ihm eine Infusion. Nach zwei Litern isotonischer Kochsalzlösung stabilisierte sich Dereks Blutdruck wieder etwas. Als die Ärzte die Infusion daraufhin reduzierten, sackten die Werte wieder ab. Insgesamt bekam Mr. A. sechs Liter Kochsalzlösung. Trotzdem blieb sein Blutdruck niedrig, sein Puls raste, er war nach wie vor blass, lethargisch und schien kaum ansprechbar.

Die Behandlung dauerte bereits vier Stunden, als endlich einer der Ärzte eintraf, der an der Studie mit dem Antidepressivum beteiligt war, mit dem sich der Student das Leben nehmen wollte. Mr. A. hatte die leere Dose in die Klinik mitgebracht, und darauf hatten die behandelnden Ärzte die Information entdeckt, dass das Medikament aus einer Studie stammte. Um mehr über die Substanz zu erfahren, mit der sich ihr Patient selbst töten wollte, und um die rettenden Maßnahmen für den Studenten entsprechend auszurichten, hatten sie die Organisatoren der Studie kontaktiert.

Der an dem Versuch beteiligte Mediziner inspizierte die leere Medikamentenverpackung und teilte den Ärzten und dem Patienten eine wesentliche Information mit: Derek zählte zur Placebo-Gruppe der Studie. Mr. A., der die vergangenen Stunden mit dem Tod gerungen hatte, war einer jener Probanden, die ein wirkstofffreies Scheinmedikament bekamen. Derek hätte auch 290 statt 29 Kapseln schlucken können, ohne Gift zu sich zu nehmen. Es war die Kraft seiner Psyche, die Macht der schlechten Gedanken, die ihn in einen scheinbar lebensbedrohlichen Zustand versetzt hatte – nicht aber die Auswirkungen eines Psychopharmakons.

Eine Viertelstunde nachdem er die beruhigenden Aussagen des Studienarztes erhalten hatte, war sein Zustand wieder stabil. Sein Blutdruck hatte sich normalisiert, sein Ruhepuls lag wieder im üblichen Bereich, und die Blässe war einer halbwegs gesunden Gesichtsfarbe gewichen. Dem Scheinselbstmörder seien beinahe Tränen der Erleichterung gekommen, berichten die Wissenschaftler um Roy Reeves in ihrem Beitrag im Fachjournal *General Hospital Psychiatry*.

Mein Name ist Nocebo

Der Fall des beinahe erfolgreichen Selbstmordes durch die Einnahme wirkungsloser Pillen aus Stärke stellt ein beeindruckendes Beispiel für die negative Macht der Psyche dar. Der Bericht illustriert den sogenannten Nocebo-Effekt, der gerne als der finstere Bruder des bekannteren Placebo-Effektes bezeichnet wird. Der Begriff stammt aus dem Lateinischen und lässt sich als »Ich werde schaden« übersetzen – und darum geht es, um die Erwartung, dass man einem schädlichen Einfluss ausgesetzt sein wird. Wenn der Glaube geweckt wird, eine Substanz oder eine Behandlung werde negative Auswirkungen haben, dann setzt sich dadurch eine Art Kaskade der Bestätigung in Gang. Der Betroffene fahndet nun nach Zeichen, die seine Annahme stützen, dass ihm gleich Schlechtes widerfahren wird. Er sucht Bestätigung und nach spezifischen Zeichen des Leids, die er dadurch – vereinfacht gesagt – hervorruft und verstärkt.

Wer an die Schädlichkeit eines Medikaments glaubt, erlebt sie auch.

Der Scheinselbstmörder Derek etwa war überzeugt, er habe eine lebensbedrohliche Dosis eines Medikamentes eingenommen. Alleine diese Angst versetzte ihn in helle Aufregung, in Panik. Gut möglich, dass er dadurch begann zu hyperventilieren. Das zumindest ist eine häufige Reaktion bei Panik- und Angstattacken, auch bei Depressionen beginnen Patienten gelegentlich zu hyperventilieren. Diese hektische Art zu atmen zieht tatsächliche physiologische Reaktionen nach sich: Der Kohlendioxidgehalt im Blut sinkt ab, der sogenannte CO2-Partialdruck. Es wird einfach zu viel von dem Gas ausgeatmet. So steigt der pH-Wert des Blutes in den basischen Bereich, man spricht von einer respiratorischen Alkalose. Aus diesem Zustand können zum Beispiel Muskelkrämpfe entstehen, mitunter wird der Patient bewusstlos. Und wenn der pH-Wert im Blut gar zu sehr ansteigt, kann dies tatsächlich tödliche Folgen haben.

Der Scheinselbstmord des Studenten Derek nahm wohl seinen Ausgang in der Angst des 26-Jährigen. Der Schock über seine Tat, so ist anzunehmen, ließ ihn hyperventilieren. Allein dadurch verschlechterte sich sein Zustand, und die folgenden Auswirkungen interpretierte er als Wirkung des Psychopharmakons. Das bestätigte wohl seine Befürchtung, dass er bald sterben würde – ein Teufelskreis, denn diese Angst ließ ihn eventuell weiter hyperventilieren, was zu Auswirkungen führte, die seine Erwartungen scheinbar bestätigten. Indem Derek also nach Bestätigung für seine schlimmsten Befürchtungen suchte, interpretierte er alle Zeichen als Bestätigung und setzte damit all das in Gang, was sich als Nocebo-Effekt beschreiben lässt. Mediziner sprechen dabei auch von der sogenannten Bedeutungserteilung – es geht darum, wie ein Mensch Zeichen aus seinem Körper interpretiert, positiv oder negativ.

Wissenschaftler haben viele beeindruckende Beispiele für die destruktive Wirkungsmacht der negativen Erwartung zusammengetragen. Dirk Varelmann vom Brigham and Women's Hospital demonstrierte etwa zusammen mit Kollegen in einer Studie, wie Schmerzen durch falsche Äußerungen eines Mediziners verstärkt werden. Die Forscher gaben Patienten beim Zahnarzt unterschiedliche Informationen, bevor diese die Spritze für die lokale Betäubung bekamen. Den einen sagten sie: »Wir injizieren jetzt die örtliche Betäubung. Gleich wird sich der Bereich taub anfühlen, und

Sie werden sich während der Behandlung wohl fühlen und nichts spüren.« Die anderen Patienten bekamen zu hören: »Sie werden gleich ein starkes Stechen und Brennen im Rücken spüren, als hätte Sie eine Biene gestochen; das ist der schlimmste Teil der Betäubung.« Wie wirkten sich diese geschürten Erwartungen aus? Natürlich schmerzte den Patienten in der zweiten Gruppe die Behandlung wesentlich mehr als jenen, die mit einer positiven Nachricht vorbereitet worden waren.

In einer der bekanntesten Studien der Kardiologie offenbarte sich ebenfalls die Macht der schlechten Gedanken. Für die Framingham-Herz-Studie wird seit 1948 die Herzgesundheit der Bewohner des Ortes Framingham in Massachusetts untersucht. Als Ziel wurde damals ausgerufen, Risikofaktoren für tödliche Erkrankungen am Herzen zu ermitteln. Ein Teilbefund der Langzeitstudie ist, dass sich negative Erwartung auch auf das Herz auswirken: Bei Frauen erhöhte sich die Wahrscheinlichkeit, einen Herzinfarkt zu erleiden, um das Vierfache – wenn diese Frauen selbst glaubten, dass sie zu einer Risikogruppe gehörten. In anderen Studien zeigten sich vergleichbare Befunde: Wer mit gesundheitlichen Beeinträchtigungen durch Stress rechnet, der erleidet diese auch eher. Eventuell ließe sich daraus ableiten: Wer fest an die Diagnose Burn-out glaubt und sich selbst in Gefahr wähnt, der ... na Sie wissen schon, was jetzt kommt.

Negative Erwartungen in Bezug auf die Wirksamkeit einer Behandlung kann diese tatsächlich reduzieren. Ein Team von der Universität Oxford zeigte das am Beispiel eines Opiates, also eines sehr starken Schmerzmittels. Weckten die Ärzte die Hoffnung auf ein positives Ergebnis der Behandlung mit dieser Arznei, verdoppelte dies die schmerzstillende

Wirkung des Opiates; dämpften die Forscher die Aussichten darauf, dass die Arznei etwas ausrichten könne, eliminierte das die schmerzstillende Wirkung fast gänzlich.

Die Macht der Erwartungen schaltet die stärksten bekannten Schmerzmittel aus und kann sogar solche Kraft entfalten, dass tatsächlich wirksame Medikamente das genaue Gegenteil dessen auslösen, was sie eigentlich im Körper ausrichten müssten. Erklärten Forscher ihren Probanden zum Beispiel, dass sie ihnen gleich ein stimulierendes Medikament verabreichen würden, erhöhte sich dadurch die Muskelspannung der Patienten – und zwar sogar dann, wenn es sich bei der gegebenen Arznei tatsächlich um ein Relaxans handelt; ein entspannendes Mittel also, das eigentlich die gegenteilige Wirkung haben müsste.

Solche paradoxen Wirkungen haben Mediziner bereits in mehreren Untersuchungen beobachtet, etwa bei Asthmatikern. Je nachdem, welche Erwartung die Forscher weckten, wirkten Arzneien zur Weitung beziehungsweise Verengung der Bronchen genau gegenteilig. Ähnliche Ergebnisse wurden in Versuchen mit Allergikern erzielt, denen man Kochsalzlösung injizierte. Sie zeigten entweder heftige allergische Reaktionen oder eine Linderung ihrer Symptome, je nachdem, welche Erwartung die Ärzte vor der Behandlung geweckt hatten.

Im Alltag sind die Auslöser von Nocebo-Effekten meist subtiler. Ein unbedachter Satz eines Arztes kann dazu beitragen, dass der Patient seine Hoffnung auf Genesung einbüßt. Klassischerweise zählt zu den auslösenden Reizen zum Beispiel auch eine Diagnose. Dies verleitet Menschen dazu, dazu passende Empfindungen besonders wahrzunehmen und zu verstärken. Sobald man eine Erklärung für erlebtes

Unbehagen erhält, beginnt ein Prozess der Selbsterfüllung der Diagnose. Wird einem zum Beispiel eine Nahrungsmittelunverträglichkeit diagnostiziert – oder man selber stellt sich diesen Befund –, werden passende Symptome besonders beachtet und durch die entsprechende Erwartung eventuell auch geweckt; was wiederum der Diagnose Glaubwürdigkeit verleiht.

Auch indirekte, subtile und unterbewusste Reize können Nocebo-Effekte auslösen. Wenn zum Beispiel ein Lebensmittel wie Weizen im Zuge einer neuen Ernährungsmode oder einer neuen Diäthysterie verteufelt wird, reicht es, diese Inhalte am Rande mitzubekommen. Wenn sich daraus ein diffuses Unbehagen gegen das Getreide entwickelt, könnte das genügen, um entsprechende Effekte auszulösen.

Mediziner wissen um all diese Befunde. Sie werden jedoch zu wenig berücksichtigt. »Die Kraft des Nocebo-Effektes ist in der Theorie sehr gut anerkannt, aber im klinischen Alltag wird das leider meistens vergessen«, schreiben etwa die Forscher um Roy Reeves. Das zeigt sich zum Beispiel in unserem Umgang mit Medikamenten und deren Nebenwirkungen.

Zu Risiken und Nebenwirkungen ...

Wer sich richtig gruseln will, der liest die Beipackzettel seiner Medikamente und recherchiert im Internet weitere Risiken und Nebenwirkungen. Einen Schocker stellten für mich zum Beispiel die schier unendlichen Informationen über die Nebenwirkungen des Malaria-Medikaments Lariam dar. Der Kontrast wirkte besonders stark, schließlich ließ man sich dieses Mittel nur für Fernreisen in tropische Länder verschreiben. Eigentlich sollte es um Urlaubsgefühle gehen, stattdessen brach die nackte Furcht vor fiesen Tropenkrankheiten aus.

Als ich das erste Mal durch Südostasien gereist bin, hatten wir eine Packung dieses Medikaments dabei. Im Vorfeld hatten wir noch diskutiert, ob es sinnvoll sei, Lariam als Prophylaxe zu schlucken. Dazu hätten wir täglich das Medikament einnehmen müssen. Immerhin versprach etwas Schutz gegen den Malaria-Erreger Plasmodium falciparum. Aber die Rechnung ging nicht auf, denn schon nach einer oberflächlichen Lektüre des Beipackzettels hatten meine Reisekumpel und ich mehr Angst vor den Tabletten als vor einer Malaria-Erkrankung.

Das klingt übertrieben? Nun, es folgt ein kleiner Auszug aus der langen Liste der Nebenwirkungen dieses Medikaments: Angstzustände, Halluzinationen, Depressionen, Schwindel, Gleichgewichtsstörungen, Koordinationsprobleme, Tinnitus, Krämpfe und Verwirrtheit. Das Ende des Schreckens ist noch lange nicht erreicht: Den Verdauungstrakt kann Lariam auch beeinträchtigen und Durchfall, Übelkeit und Erbrechen hervorrufen. Obendrauf gibt es noch Hautprobleme, ernsthafte Augenerkrankungen und die Chance auf eine dauerhafte Psychose.

Bekannte und Freunde verstärkten unsere Sorgen mit Schauergeschichten über meist sehr entfernt bekannte Menschen, die es tatsächlich gewagt hatten, Lariam einzunehmen. Der eine sei deswegen als Glatzkopf aus dem Afrikaurlaub zurückgekommen, das Medikament habe ihm quasi die Haare vom Kopf gerissen; der andere habe den ganzen Urlaub nur apathisch, verwirrt und depressiv im Hotelzimmer gelegen.

Wir beschlossen zwei Dinge: Wir würden Lariam zwar mitnehmen, aber nicht schlucken; und wir ernannten Malaria spontan zum kleineren Übel.

Die Angst vor den Nebenwirkungen von Medikamenten ist weit verbreitet – Lariam ist da nur ein extremes Beispiel, so extrem gar, dass es seit 2009 wegen der gravierenden Nebenwirkungen nicht mehr verschrieben wird. Die Angst vor unerwünschten Wirkungen verschreibungspflichtiger Medikamente zeigt jedoch teils ernste Folgen. Zum einen verzichten viele Menschen deswegen darauf, Arzneien einzunehmen, die wichtig für sie wären. Nur selten handelt es sich um das Luxusproblem, sich für eine mögliche Urlaubserkrankung abzusichern. Zum anderen sorgt die Furcht vor Nebenwirkungen zuverlässig dafür, dass Patienten diese Effekte tatsächlich an sich beobachten und erleben.

Der Nocebo-Effekt lässt sich in kaum einem anderen Bereich des Lebens so zuverlässig studieren und beobachten, wie im Umgang von uns Patienten mit Medikamenten und Nebenwirkungen. Die konkreten Aussagen in Packungsbeilagen oder von Ärzten stoßen uns direkt auf die Spur, wir wissen dann genau, nach welchen Symptomen wir fahnden müssen.

Das zeigt sich schon in Medikamentenstudien, bei denen neue Arzneien getestet werden. Dazu ist es wichtig zu wissen, wie Arzneimittel geprüft werden. Medikamente werden üblicherweise in sogenannten placebokontrollierten, randomisierten und doppelt verblindeten Versuchen getestet. Hinter diesem entsetzlichen Wortungetüm verbirgt sich ein ausgeklügeltes Vorgehen. Die Teilnehmer der Studie werden zunächst per Zufall (randomisiert) zwei verschiedenen Gruppen zugewiesen. Eine der beiden erhält den zu testenden

Wirkstoff, das sogenannte Verum; die andere Gruppe bekommt statt dessen ein Placebo, also ein Mittel, das keinerlei Wirkstoff enthält, aber aussieht wie ein Medikament (placebokontrolliert). Der Scheinselbstmörder Derek gehörte zu dieser Gruppe des Medikamententestes, an dem er teilnahm.

Weder die Teilnehmer der Studie noch die durchführenden Ärzte sind darüber informiert, zu welcher Gruppe sie zählen, beziehungsweise welche Gruppe sie gerade behandeln (doppelt-verblindet). Das ist wichtig, denn das Verhalten der Ärzte schlägt sich messbar im Befinden der Patienten nieder. Und wenn einem Mediziner bewusst ist, dass er gerade ein wirkstoffloses Placebo verabreicht, zeigt dies bereits Auswirkungen auf den Patienten. Mit diesem Vorgehen soll – unter anderem – Klarheit darüber erzielt werden, ob das zu testende Mittel besser wirkt als ein Placebo.

Doch bei diesen Versuchen offenbaren sich nicht nur Placebo-Effekte. Auch der dunkle Bruder dieses Phänomens zeigt hier seine Wirkung: Die Angst vor den zu testenden Medikamenten schlägt sich in realem Empfinden nieder. In einer Übersichtsarbeit haben Mediziner gezeigt, dass ungefähr einer von fünf Studienteilnehmern aus der jeweiligen Placebo-Gruppe über Nebenwirkungen klagt. Und einer von zehn litt sogar so sehr unter diesen Effekten, dass er die Behandlung mit dem Scheinmedikament abbrach. Nur noch mal zur Klärung: Die empfundene negative Wirkung konnte nichts mit dem eingenommenen Mittel zu tun haben, denn das enthielt keinerlei Wirkstoff.

Die Geschichte des Scheinselbstmörders Derek mag zwar ein extremes Einzelbeispiel für die Nocebo-Wirkung von Medikamenten sein, aber dennoch lehrt uns der Fallbericht:

Viele, sehr viele Menschen spüren konkrete, oft unangenehme Auswirkungen, obwohl sie nur ein Medikament ohne Wirkstoff eingenommen oder ein gänzlich ungefährliches Nahrungsmittel gegessen haben.

In zahlreichen Studien hat sich zum Beispiel gezeigt, dass die Probanden aus der Placebo-Gruppe in großer Zahl über jene Nebenwirkungen klagten, die dem zu testenden Medikament zugeordnet wurden. Dazu mussten sie allerdings von diesen Nebenwirkungen wissen, erst dann spürten sie die Symptome auch an sich. Probanden, die nicht über die möglichen Nebenwirkungen aufgeklärt wurden, spürten diese auch eher nicht – wie Tests ergeben haben. Im Guten wie im Schlechten: Je nachdem welche Aussagen Mediziner vor solchen Tests trafen, steuerten sie das Erleben der Patienten. Wirkungslose Mittel zeigten so die durch Erwartungen geweckten Auswirkungen.

»Patienten über Nebenwirkungen aufzuklären, führt dazu, dass wesentlich mehr Patienten angeben, diese Wirkungen erlebt zu haben«, schreiben Kate Faase und Keith Petrie. Das ließ sich zum Beispiel in einer Studie mit sogenannten Betablockern beobachten. Wurde den Probanden mitgeteilt, dass diese Medikamente das Sexualleben beeinträchtigen könnten, erlebten bis zu viermal so viele Patienten diese Beeinträchtigung, als wenn ihnen diese Nebenwirkung verschwiegen wurde.

> Wenn Probanden viel über Nebenwirkungen erfahren, erleben sie diese mit hoher Wahrscheinlichkeit.

Auch die negativen Erwartungen der Ärzte und Pflegekräfte kann Nocebo-Reaktionen auslösen. Zum Beispiel bei Generika: Wenn ein Mediziner ein solches Medikament verschreibt und dabei bedauert, dass er das chemisch identische Markenprodukt nicht geben darf, könnte schon das die Wirksamkeit des Mittels reduzieren.

Patienten, die mit Nebenwirkungen rechnen, schreiben mit höherer Wahrscheinlichkeit sämtliche unangenehmen Empfindungen, die sie spüren, dem neuen Medikament zu. Häufig werden so auch Symptome als Nebenwirkungen betrachtet, die mit der Einnahme eines Medikamentes gar nichts zu tun haben. Doch weil gerade ein Mittel eingenommen wurde, scheint dies den Schwindel, die Hauttrockenheit oder den flauen Magen zu erklären, den man an sich beobachtet hat.

Die Furcht vor Nebenwirkungen verunsichert Patienten. Wenn sie die in der Packungsbeilage aufgelisteten Symptome dann auch noch an sich spüren, erschüttert das erst recht ihr Vertrauen in die Therapie und vielleicht sogar den Mediziner, der diese verschrieben hat. Auch in diesem Feld spielt die Psyche der Menschen eine wesentliche Rolle. »Wenn Informationen über unerwünschte Nebenwirkungen von Medikamenten erteilt werden, dann sollte an den Nocebo-Effekt gedacht werden – an das Phänomen, dass negative Erwartungen auch negative Empfindungen auslösen können«, schreiben Mediziner um Kirin Tan und Keith Petrie von der Universität Auckland im Fachjournal *British Medical Journal*. Und sie führen weiter aus: »Menschen, die von möglichen Nebenwirkungen wissen, erleben diese auch mit höherer Wahrscheinlichkeit an sich selbst.«

Ungereimtheiten bei Informationen über Nebenwirkungen, widersprüchliche Aussagen und so weiter zerrütten das Vertrauen der Menschen in die Medizin und in ihren Arzt. Stellen Sie sich folgende Situation vor: Ihr Arzt verschreibt Ihnen ein Medikament und klärt sie über einige mögliche

Nebenwirkungen auf. Leicht verunsichert suchen Sie im Internet weitere Informationen und finden dort eine lange Latte hässlicher Auswirkungen, die irgendjemand mit der verschriebenen Arznei in Verbindung bringt. Kein Wunder, wenn sich da Enttäuschung einstellt oder sogar Wut auf den Arzt: Warum hat er das nicht gesagt?

Gut möglich, dass er aus einem noblen Grund geschwiegen hat: Er meinte es gut mit Ihnen. Denn die Studien zeigen auch, dass Patienten dann besonders viele Nebenwirkungen spüren, wenn sie über besonders viele mögliche negative Effekte ihres Medikamentes aufgeklärt werden. Oder wenn es gar heißt, dass weitere mögliche Nebenwirkungen noch gar nicht erforscht sind. Gibt der Arzt hingegen eine gut verstehbare Einschätzung der Risiken an, reduziert das die Nocebo-Wirkung der Warnung: »Das betrifft einen von 1000 Patienten«, wäre eine solche Aussage.

Die Medizin steckt da in einem Dilemma: Klärt sie Patienten über sämtliche mögliche Nebenwirkungen auf, schürt sie Angst. Das kann Nocebo-Effekte auslösen und dazu beitragen, dass eine nötige Therapie verweigert oder abgebrochen wird. Verschweigt sie Patienten diese Informationen, verlieren Mediziner eventuell das Vertrauen ihrer Patienten, werden als bevormundend wahrgenommen – und am Ende verweigern die Patienten vielleicht ebenfalls eine nötige Behandlung.

Alles nur Einbildung?

Als Derek die rettende Nachricht erhielt, dass er seinen Selbstmordversuch mit Scheinmedikamenten unternommen hatte, seien ihm Tränen der Erleichterung gekommen. Über den weiteren emotionalen Zustand des Patienten schreiben die Forscher um Roy Reeves jedoch kaum etwas in ihrem Fallbericht im Fachjournal *General Hospital Psychiatry*. Es ist gut möglich, dass auf die Erleichterung Gefühle von Scham und Schuld folgten. Scham darüber, dass der 26-Jährige so heftig auf wirkungslose Mittel reagiert hatte; und Schuld, dass er deshalb die Zeit der Ärzte so sehr in Beschlag genommen hatte. Der Nocebo-Effekt trägt eben stets das Stigma der Einbildung, und Patienten wie der Scheinselbstmörder Derek werden entsprechend als eingebildete Kranke abgewertet.

Die Opfer eines Virus, eines Umweltgiftes oder von elektromagnetischer Strahlung gelten als unschuldige Opfer. Wenn die gleichen Symptome allerdings psychologisch erklärt werden, wirkt das wie ein Stigma: Auf einmal mischen sich Begriffe von Schuld und Scham in die Auseinandersetzung – da ist es doch kein Wunder, dass die Betroffenen dafür kämpfen, ihre Version der Krankheit anzuerkennen und die Ursache in der Umwelt zu suchen.

Es greift viel zu kurz, den Nocebo-Effekt als bloße Einbildung abzutun. Die negative Kraft der Psyche hinterlässt deutliche Spuren im Körper der Betroffenen. Wichtig ist die Erkenntnis, dass die psychische Reaktion Niederschlag in einen körperlichen Vorgang findet und dass sich daraus Krankheitssymptome ergeben können. Es passiert etwas, das mit dem Begriff »Einbildung« nur höchst ungenügend beschrieben ist.

Werden Schmerzen etwa per Placebo gestillt, lässt sich diese Wirkung mit einer Naloxon-Gabe wieder auflösen – der Schmerz kehrt zurück. Naloxon ist ein sogenannter Opioid-Antagonist. Das heißt, es handelt sich um einen Stoff, der die Wirkung von Opiaten teils oder sogar ganz aufhebt. Eingesetzt wird Naloxon deshalb zum Beispiel bei einer Überdosierung von Heroin oder anderen Opiaten. Offenbar bringt er auch das körpereigene Schmerzabwehrsystem wieder aus dem Ruder, wenn dieses durch die Macht der Gedanken aktiviert worden ist. Die positive Erwartung muss also zu einer biochemischen Reaktion im Gehirn geführt haben, die sich ebenfalls durch Biochemie wieder ausschalten lässt. Und wenn Schmerzen per Placebo-Gabe gestillt werden, lässt sich eine deutlich reduzierte Aktivität in den schmerzverarbeitenden Zentren des Gehirns messen – etwa im Thalamus. Im präfrontalen Cortex lässt sich dann hingegen erhöhte Aktivität beobachten.

Ähnliche Befunde haben zahlreiche Placebo- und Nocebo-Forscher publiziert. Wird Patienten ein Scheinmedikament verabreicht, das laut Aussage des behandelnden Arztes Schmerzen auslöst, steigt die Konzentration des Stresshormons Cortisol im Blut der Probanden deutlich an.

Und im Striatum, einer Region im Großhirn des Menschen, zeigt sich bei Parkinson-Patienten eine deutlich erhöhte Aktivität des Neurotransmitters Dopamin, wenn sie Placebos bekommen, die angeblich gegen ihre motorischen Störungen helfen sollen. Wenn Patienten wiederum ein Placebo im Glauben einnehmen, es handele sich um das Antidepressivum Fluoxetin, dann zeigen sich im Gehirn gleiche Stoffwechselvorgänge wie bei der Gabe des wirklichen Medikamentes.

Eine Frage der Persönlichkeit

Manche Menschen zeigen eine höhere Neigung für Nocebo- oder Placebo-Effekte. Laut Schätzungen springt etwa ein Drittel aller Menschen gut auf diese Effekte an. Auf wen das eher zutrifft und wer mit höherer Wahrscheinlichkeit von der Kraft der negativen Erwartung beeinträchtigt wird, verrät abermals ein Blick ins Behandlungszimmer des Studenten Derek.

Nachdem sich der 26-Jährige von den akuten Auswirkungen seiner Tat erholt hatte, ließ er sich psychiatrisch behandeln. Der junge Mann, so heißt es in dem Fallbericht, litt an einer Depression; zudem sei er leicht zu beeinflussen, unsicher und kaum in der Lage, eine Entscheidung zu treffen – der Vorwurf seiner Exfreundin war also wohl nicht aus der Luft gegriffen. Dieses Persönlichkeitsprofil passt gut in das Raster, das eine Neigung zu Nocebo-Effekten wahrscheinlicher werden lässt.

Besonders ängstliche oder sensible Personen mit einer Neigung zu leichten depressiven Verstimmungen scheinen für die destruktive Macht ihrer Erwartungen anfällig dafür zu sein. Von diesen Persönlichkeitstypen ist bekannt, dass sie auch eher zu somatischen Symptomen neigen wie Übelkeit, Kopfschmerzen, Erschöpfung oder Benommenheit. Offenbar zeigen Frauen eine etwas höhere Anfälligkeit für diese Effekte.

Die Daten ergeben eine Übereinstimmung mit den Befunden, die ein Team von Medizinern um Winfried Rief im Fachjournal *Journal of Psychosomatic Research* veröffentlicht. Die repräsentative Befragung von knapp 2500 Deutschen hatte gezeigt, dass moderne Gesundheitsängste unter Frauen etwas häufiger sind als unter Männern, wenn auch nur minimal, und dass diese Ängste mit einem Hang zu depressiven Verstimmungen und tatsächlich erlebten körperlichen Symptomen einhergehen. Ausgerechnet jene Menschen, die unter den stärksten Gesundheitsängsten leiden, scheinen also auch besonders anfällig für den Nocebo-Effekt zu sein.

Ein Teufelskreis – in dem sich die Leidenserwartungen der Betroffenen scheinbar immer wieder bestätigt sehen und unter Umständen neu verstärken. So beeinflussen etwa vorangegangene Erfahrungen den Ausgang von Behandlungen. Wer schon heftige Nebenwirkungen erlebt hat, weil er etwa durch besondere Ängste getrieben starke Nocebo-Effekte erlebt hat, geht deshalb mit größerer Angst an eine neue Behandlung heran – und erwartet mutmaßlich unbewusst noch schlimmere Auswirkungen als beim letzten Mal. Vorangegangene negative Erfahrungen mit Medikamenten fördern die Ansicht, man sei besonders sensibel und reagiere selbst besonders empfindlich auf Arzneien, haben Wissenschaftler beobachtet. Und das weckt Erwartungen, auch in Zukunft besonders stark auf Medikamente zu reagieren.

Kurz gesagt sind wohl jene Menschen besonders anfällig für Nocebo-Effekte, die sich, von Ängstlichkeit und Unruhe getrieben, intensiv mit dem Thema Gesundheit beschäftigen. Denn wer besonders aufmerksam in seinen Körper hineinhorcht, wird dort etwas hören. Etwas, das ihm wahrscheinlich nicht gefallen wird: Wer im besonderen Maße auf sich selbst fokussiert ist und auf seinen Körper hört, der berichtet laut Studien auch von mehr unangenehmen Wirkungen beziehungsweise Symptomen. Das Gleiche gilt, wenn wir durch äußere Reize auf die Zeichen unseres Körpers gestoßen werden: Wenn zum Beispiel die vielen Ernährungsextremisten uns einreden, dass dieses oder jenes Lebensmittel krank macht und das Ganze mit Aussagen zu konkreten Symptomen garnieren, tja, dann wecken sie diese schlafenden Hunde, und das Bellen beginnt. Wenn die Koordinationen des

Leidens durch Erzählungen, durch Bücher, Zeitschriften, Zeitungen oder das Internet vorgegeben werden – dann fokussiert sich das aufmerksame Publikum auf diese Symptome. Und zwar nur auf solche, die mit den geweckten Erwartungen übereinstimmen.

Es kommt nur darauf an, dass wir die geweckten negativen Erwartungen für glaubwürdig halten.

Der Glaube verletzt Berge (von Menschen)

Mitten in der Nacht schlägt Vance Vanders den Weg zum Friedhof seines Heimatortes in Alabama ein. Es ist dunkel, als er zwischen den Grabsteinen hindurchgeht, damals, im Frühjahr 1938. Plötzlich taucht der örtliche Voodoo-Priester auf und konfrontiert Vance Vanders mit einer hässlichen Prophezeiung. Der Mann schwenkt ein Fläschchen mit einer stinkenden Flüssigkeit vor dem Gesicht seines Opfers hin und her. Dabei murmelt er Formeln und Beschwörungen – bis er schließlich klar, deutlich und in bedrohlichem Ton verkündet: »Nichts, aber auch gar nichts, kann dich retten. Der Tod wird dich schon bald holen.«

Vance Vanders überkommt ein kalter Schauer, er ist geschockt, panisch. Und das Gift des Fluches setzt ein, die schwarze Magie des Voodoo-Priesters scheint zu wirken. Nach wenigen Tagen hat sich der Zustand von Vance Vanders dramatisch verschlechtert, er sucht Hilfe im Krankenhaus. Dort scheitern die Ärzte daran, eine Erklärung für den Zustand des Patienten zu finden. Der behandelnde Mediziner Drayton Doherty ist ratlos. Und Vance Vanders schweigt und scheint langsam aus der Welt zu verschwinden.

Dann erzählt die Frau des Verfluchten dem Arzt von der Begegnung auf dem Friedhof und vom Zauber des Voodoo-Priesters. Drayton Doherty wusste um die destruktive Macht der schwarzen Gedanken und schlechten Erwartungen – und reagierte auf ähnliche Weise wie der Hexer auf dem Friedhof: Er inszenierte einen Gegenzauber. Dazu ließ er sich eine beeindruckend große Spritze bringen, mit der er seinem Patienten eine Injektion verabreichte. Bald darauf krümmte sich Vance Vanders zusammen und musste sich heftig übergeben.

Der Voodoo-Priester in Weiß, Dr. Drayton Doherty, nutzte die Situation und beförderte eine Eidechse ins Erbrochene seines Patienten, die er darauf selbst mit lautem Getöse entdeckte und interpretierte: »Da, sieh nur Vance«, rief der Doktor, »die Echse hat dich von innen heraus aufgefressen! Aber jetzt bist du geheilt!« Vance Vanders fiel in einen tiefen Schlaf, aus dem er erholt erwachte, der Friedhofsfluch war gebrochen.

Die Geschichte aus dem Scheintotenreich in Alabama zählt zu einer der bekanntesten Anekdoten aus dem Geschichtenschatz der Nocebo-Forschung. Sie lehrt uns, dass die Macht der Psyche extreme Auswirkungen haben kann. Vor allem aber zeigt die Anekdote, dass eines wichtig ist: Das Opfer, der Kranke, der Patient muss glauben. Er muss daran glauben, dass ihm ein Voodoo-Priester gerade schadet oder dass ein Gift, ein Medikament, ein Lebensmittel oder etwa die Strahlung eines Funkmasten für ihn schädlich und gefährlich ist. Und wenn ein Mensch glaubt, dann steht im allerextremsten Fall sogar sein Leben auf dem Spiel – so wie im Fall von Vance Vanders oder dem suizidalen Studenten Derek Adams.

Die Anekdote verdeutlicht, wie sehr ein starker Glaube an eine böse Macht Besitz von Körper und Geist ergreifen kann. Die finsteren Prophezeiungen stammen jedoch längst nicht mehr von Hexern auf dem Friedhof oder anderen schrägen Gestalten. Nein, wirksame Flüche stammen heute aus den Medien und dem Internet. Hier kursieren Geschichten, Warnungen und Prophezeiungen rund um die Bedrohungen unserer Gesundheit, auf die wir häufig reagieren wie Vance Vanders auf den Voodoo-Priester, wie der Student Derek A. auf seine Scheinmedikamente und wie Patienten auf den Beipackzettel ihrer Medikamente: Sie entwickeln jene Symptome, die ihnen vorhergesagt wurden – es sind die langen Schatten des Nocebo-Effektes.

Moderne Hexerei: Technik, die entgeistert

Die Hohepriester des Siechtums wirken heute in den Medien. Geschichten über Gesundheitsgefahren, über giftige Stoffe und tragische Einzelschicksale garantieren Aufmerksamkeit und kommen beim Publikum gut an. Manchmal wirkt es dadurch, als benötige das Leben einen gigantisch langen Beipackzettel, auf dem unzählige Risiken und Nebenwirkungen der Moderne vermerkt sind. Überall wird geschrien und gewarnt. Burn-out! Rückenschmerzen! Gluten- oder Laktoseintoleranz! Pestizide! Elektrosmog! Unterscheiden sich die Schockgeschichten wirklich von Prophezeiungen des Voodoo-Priesters auf dem Friedhof in Alabama? Die so geschürten Ängste und Warnungen vor einzelnen Lebensmitteln, Technologien und anderen Umständen des modernen Lebens befeuern die Verbreitung real empfundener Symptome. Macht also vielleicht die Angst vor Mobilfunk krank und nicht das Funksignal? Ruft eventuell bei den meisten betroffenen Menschen die so allgegenwärtige und weitverbreitete Sorge vor Laktose die entsprechenden Symptome hervor und nicht der Milchzucker selbst?

Darüber lässt sich mehr als nur spekulieren. Zahlreiche Studien demonstrieren den Leidensdruck, der von verbreiteten Gesundheitsängsten ausgeht, die direkt von Medienberichten geweckt worden waren. Wie in einem Zirkelschluss schaffen Angst und Warnung die Symptome, die dann wiederum als Grundlage für neue Angst und Warnungen dienen. Warnungen können – im negativen Sinne, wirkliche Leiden wecken oder vorhandene Beschwerden mit einer Scheinerklärung verknüpfen.

In Großbritannien wurde ein TV-Beitrag ausgestrahlt, der sich mit den vermeintlich heftigen Auswirkungen von Mobilfunk und WLAN befasste. Michael Witthöft von der Universität Mainz führte der Hälfte seiner Probanden diesen Film vor, der Sorgen schürte – und die Probanden auf die Fährte brachte: Der Beitrag benannte konkrete Symptome, die durch Mobilfunk ausgelöst würden. Der zweiten Hälfte der Teilnehmer seines Versuches führte der Forscher einen Filmbeitrag vor, der ebenfalls im britischen Fernsehen gesendet worden war. Dieser Bericht beschäftigte sich jedoch mit den Risiken, die Hacker für die Datensicherheit von Mobilfunkkunden darstellen könnten. Es wurde zwar eine Gefahr beschrieben, doch diese betraf nicht die Gesundheit, sondern das eher abstrakte Thema Datenschutz.

Im zweiten Teil der Studie führten Witthöft und seine Kollegen ein Schmierentheater im Dienste der Wissenschaft auf. Sie baten die Probanden in einen Raum, in dem sich ein sehr starkes WLAN-Gerät befand, das elektromagnetische Wellen aussendete. Die Forscher setzten ihren Versuchspersonen Antennen auf den Kopf, die mit einem blinkenden Gerät verbunden waren. Natürlich passierte all das unter einem glaubwürdigen Vorwand, denn das Einzige, was an diesem Gerätepark funktionierte, waren die Lämpchen: Es gab kein WLAN, keine elektromagnetischen Wellen, es handelte sich um eine Täuschung. Um den Effekt zu steigern, zogen sich die Versuchsleiter aus dem Raum zurück, bevor das WLAN angeblich angestellt wurde.

Der Aufbau genügte, dass die Teilnehmer über Kopfschmerzen klagten, Schwindel erlebten, Kribbeln in ihren Fingern und Füßen empfanden. Wer den warnenden Film über fiese Gefahren durch WLAN gesehen hatte und Mobilfunk ohnehin mit einer gewissen Ängstlichkeit betrachtete, horchte so sehr in sich hinein, dass er die richtigen Symptome spürte und verstärkte. Zwei Probanden mussten den Versuch sogar vorzeitig abbrechen, weil sie es nicht mehr aushielten. Wer zuvor den Film über die Hacker betrachtet hatte, litt mit geringerer Wahrscheinlichkeit an Symptomen durch das Schein-WLAN. Die Studie bestätigte damit im Wesentlichen das, was ähnliche Versuche mit sogenannten Elektrosensiblen gezeigt haben: Die Angst und die Erwartungen erzeugen die Symptome, nicht das Funksignal, dieses wurde in diesen Studien nämlich bewusst nicht erzeugt.

Das Windturbinen-Syndrom

Negative Erwartungen durch Medienberichte oder andere Quellen machen den Unterschied. Das beobachtete auch der

Gesundheitspsychologe Keith Petrie in einem ähnlichen Versuchsaufbau. Diesmal dienten Windturbinen als Projektionsfläche. Mit dem Ausbau alternativer Energien wächst weltweit auch die Ablehnung dieser Technologien. Manche Gegner der Stangenpropeller bringen nicht nur ästhetische Vorbehalte in den Diskurs und schimpfen gegen die Verschandelung ganzer Landstriche oder argumentieren mit ökologischen Gefahren etwa für Vögel. Nein, die schärfste Waffe im Kampf gegen eine Technik ist seit jeher die Warnung vor Auswirkungen auf die Gesundheit. In Deutschland kreist der Streit um den Verlauf von Hochspannungsleitungen und die Sorge, dass diese krank machen könnten. Speziell in Australien und Neuseeland kursieren damit verknüpfte Gesundheitssorgen, die unter der Bezeichnung Windturbinen-Syndrom zusammengefasst werden.

Die Symptome umfassen Kopfschmerzen, Schwindel, Schlaflosigkeit und ein ganzes Arsenal unspezifischer körperlicher Leiden. Australische Epidemiologen hatten schon beobachtet, dass die Aktivität von Bürgerinitiativen gegen Windparks mit der Häufigkeit des Windturbinen-Syndroms zusammenhängen. Wo Aktivisten vor Gesundheitsgefahren durch die Stangenpropeller warnten, litten zahlreiche Menschen tatsächlich. In Gegenden ohne Aktivisten beeinträchtigten die Windparks die Menschen hingegen nicht.

Die Versuche von Keith Petrie legen nahe, dass die Warnungen der Aktivisten das Problem sind und sich nicht umgekehrt dort Initiativen gründen, wo eben die Menschen leiden. Petrie bat Probanden ins Labor, um angeblich die Auswirkungen von Infraschall zu testen. Die Geräusche liegen unterhalb der Wahrnehmungsschwelle und sind allgegenwärtig – Wellen im Ozean, Luftverwirbelungen, der

Verkehr und sogar natürliche Vorgänge des menschlichen Körpers produzieren Infraschall. Wenn sie aber von Windkraftanalagen ausgehen, so warnen Aktivisten, lösen sie angeblich die Symptome des Turbinen-Syndroms aus. Im Labor der neuseeländischen Gesundheitspsychologen zeigte sich abermals, dass die Sorgen das wirkliche Problem sind. Es war egal, ob die Probanden Infraschall ausgesetzt waren oder nicht: Die Symptome entwickelten sie nur, wenn die Forscher ihnen entsprechende Sorgen eingeredet hatten.

Die beiden Studien verfügen über Relevanz, und verknüpft man sie mit einer weiteren Arbeit von Wissenschaftlern um Keith Petrie, so verdeutlicht sich ihre Tauglichkeit für die Erklärung echter, erlebter Gesundheitsbeeinträchtigungen durch von den Medien geschürten Ängsten. In Neuseeland begab es sich nämlich im Jahr 2008, dass die Forscher die Wirkung mehrerer skandalisierender Berichte im Fernsehen gut untersuchen konnten.

Wirkstoffe brauchen den richtigen »Anstrich«

Die Hersteller eines Medikamentes zur Behandlung einer Schilddrüsenunterfunktion hatten die Formel ihrer Arznei leicht modifiziert. Der Wirkstoff blieb zwar der gleiche, aber die Farbe der Tabletten wechselte von Gelb zu Weiß, und auch der Name der Arznei wurde verändert, indem man ihn mit einem Zusatz versehen hatte. Tests hatten ergeben, dass die alte und die neue Variante des Medikamentes die gleiche Menge Wirkstoff enthielten.

Die Hersteller hatten eines jedoch nicht beachtet: Die Farbe einer Pille beeinträchtigt die Wirkung, das ist in der

Placebo-Forschung gut belegt worden. Wer Beruhigungsmittel produziert, sollte seine Pillen am besten blau färben.
Antidepressiva wirken effektiver, wenn sie gelb sind. Grün
hilft besonders gut bei Ängsten und weiß bei Schmerzen.

Wieder geht es um Erwartungen und um Assoziationen.
Stellen wir uns eine Salbe vor, die bei Verbrennungen auf die
Haut aufgetragen werden soll. Wäre es eine gute Idee, diese
Creme in einem satten Rot zu färben? Oder würde man sich
lieber eine weiße Salbe auf die schmerzenden Hautstellen
cremen? Rot verknüpfen wir mit Vorstellungen von Feuer,
von Hitze – und daran will niemand denken, der gerade eine
Verbrennung erlitten hat und diese behandeln will. Die Assoziationen müssen gar nichts so konkret und klar sein, wie
im hypothetischen Fall der Brandsalbe. Die kleinen Hinweise,
unterschwellige Reize reichen offenbar aus, um die Wirkung
eines Mittels zu verstärken oder abzuschwächen.

Rot, Grün, Blau – welche Farbe es auch immer ist, die
Hersteller sollten bei jener bleiben, die sie gewählt haben und
sie nicht verändern, wie dies in Neuseeland geschah. Denn
das verunsichert die Patienten. Und wenn Patienten Angst
bekommen, dann beobachten sie sich selbst sehr genau. In
den Wochen und Monaten nach der Markteinführung des
veränderten Hormonpräparates zur Behandlung von Schilddrüsenunterfunktion häuften sich die Meldungen von Nebenwirkungen bei der zuständigen Behörde Neuseelands.
Viele Patienten schienen nun auf das Mittel mit starken Nebenwirkungen zu reagieren, obwohl sie es zuvor sehr gut vertragen hatten.

Dann bekamen die Medien Wind von der Geschichte, und
das Fernsehen sendete im Abstand von je einigen Wochen
Berichte, in denen in skandalisierter Form vor den Neben-

wirkungen des modifizierten Medikaments gewarnt wurde. Damit trugen die Sender dazu bei, dass die Verunsicherung sich verstärkte. Sie verliehen den Befürchtungen der Betroffenen Glaubwürdigkeit und verstärkten die Angst, dass mit den Tabletten etwas nicht stimmte.

In den Tagen nach den Sendeterminen schnellten die Meldungen über Nebenwirkungen in die Höhe. Für die Wissenschaftler um Kate Faasse und Keith Petrie barg sich in den drei Fernsehberichten eine positive Überraschung: Nicht jeder Film nannte die gleichen Nebeneffekte, alle drei Beiträge warfen Symptome ins Spiel, die von den beiden anderen Filmen nicht zu den Nebenwirkungen gezählt wurden. Nur je ein Beitrag berichtete von Übelkeit, Beeinträchtigungen des Gedächtnisses sowie Unruhe. Dadurch konnten die Forscher direkt überprüfen, ob die drei Filme unterschiedliche Auswirkungen bei den betroffenen, verunsicherten Patienten in der Bevölkerung Neuseelands zeigten. Und tatsächlich: Die Meldungen über Nebenwirkungen nach den jeweiligen Sendeterminen spiegelten sehr gut die konkreten Symptome, die in den Filmen genannt worden waren. Die Betroffenen klagten also über Beeinträchtigungen ihres Gedächtnisses, wenn sie genau das zuvor im Fernsehen gehört hatten.

Mutmaßlich lassen sich die in den Studien beobachteten Effekte auf andere Bereiche ausdehnen, auch wenn der streng wissenschaftliche Nachweis dafür meist noch nicht erbracht ist. Explizite oder unterschwellige Warnungen vor gesundheitlichen Beeinträchtigungen sind im Alltag allgegenwärtig. Etwa im Supermarkt: Auf immer mehr Lebensmittelpackungen steht zum Beispiel, dass die Produkte kein Gluten oder keine Laktose enthalten. Das suggeriert, dass es sich bei Weizeneiweiß oder Milchzucker um grundsätzlich schädliche oder gefährliche Substanzen handelt. Tatsächlich ist die Zahl der Menschen, die eine Gluten- oder Laktoseunverträglichkeit für sich reklamieren, binnen weniger Jahre regelrecht explodiert.

Woran liegt das? An einer plötzlichen physiologischen Veränderung im Körper zahlloser Menschen? Oder daran, dass zum Beispiel Getreide und Kohlenhydrate im Zuge der Low-Carb-Diät-Hysterie regelrecht verteufelt wurden? Dass Prominente wie Lady Gaga von den angeblichen Gefahren glutenhaltiger Ernährung schwadronieren? Dass laktosefreie Latte macchiato zum Standardangebot vieler Cafés wurde? Dass der Verzehr von Milch als unnatürlich verteufelt wird?

»So etwas und die große Aufmerksamkeit in den Medien für diese Themen erhöhen die Wahrscheinlichkeit dafür, dass mehr Menschen mal eine laktose- oder glutenfreie Diät ausprobieren«, sagt Keith Petrie. Das wecke die Erwartung, dass es ihnen dann besser gehe – und jeder Tag ohne Bauchgrimmen wird nun der Diät zugutegehalten. Jedes Zwicken im Leib gilt hingegen als Beleg dafür, dass irgendwo doch etwas von dem Stoff enthalten war, den der Körper vermeintlich nicht verträgt.

Nur um das noch einmal klarzustellen: Niemand entscheidet sich bewusst, Symptome überzubewerten oder sich zum Patienten zu ernennen – und die Symptome verspüren die Betroffenen tatsächlich. Es geht nicht um die Frage nach Schuld oder Unschuld, sondern um die Beobachtung vieler Mediziner, dass Menschen bestehende Leiden mit unbewiesenen Erklärungen verknüpfen und diese Sorgen neue Leiden hervorrufen können – und sei es eben eine Nahrungsmittelunverträglichkeit.

Die beschriebenen Nocebo-Effekte zeigen ihre Auswirkungen akut. Auf eine konkrete Warnung folgt in diesen Fällen eine negative Reaktion. Doch die dunkle Macht der Psyche reicht tiefer: Sie verfügt über die Kraft, derartige Beeinträchtigungen zu chronifizieren und Leiden quasi zu lernen.

LEIDEN LERNEN:
Wie sich Symptome verfestigen und verbreiten

Der Untergang des Glutamats

Jede Mode wächst aus einem kleinen Samen. Dieser hier keimte im Jahr 1968, als der amerikanische Mediziner Robert Ho Man Kwok diffuse Symptome an sich beobachtete. Im Nacken fühlte er eine Taubheit, die sich bald auf Rücken und Arme ausbreitete. Sein Herz raste. Zugleich empfand er generelle Schlaffheit. Dr. Kwok fasste seine Leiden für das *New England Journal of Medicine* zusammen und lieferte auch eine Interpretation. Die Symptome, so argumentierte er, setzten stets 20 Minuten nach dem Besuch eines chinesischen Restaurants ein. Der Auslöser seines Zustands müsse in Wan-Tan-Teigtaschen, süß-saurem Schweinefleisch oder anderen Gerichten dieser Küche verborgen sein. Der zuständige Redakteur betitelte den Artikel mit der Überschrift »Das China-Restaurant-Syndrom«.

Der Samen fiel auf fruchtbaren Boden und wuchs zu einer Hysterie heran.

Einige Monate darauf verkündete der Neurologe Herbert Schaumburg vom Albert Einstein College of Medicine in New York, er habe den Auslöser des Syndroms identifiziert: den Geschmacksverstärker Mononatriumglutamat oder kurz Glutamat, oft großzügiger Bestandteil vieler asiatischer Gerichte. Die Substanz gleicht in ihrem Aussehen Zucker: Es handelt sich um ein weißes Pulver aus kleinen, kristallinen Bestandteilen. Glutamat selbst verfügt über fast keinen Eigengeschmack, erhöht aber die Empfänglichkeit der menschlichen Zunge für geschmackliche Reize.

In den westlichen Ländern haftete Glutamat in den 1960er-Jahren noch der Ruch des Exotischen und Fremden an. In Asien, speziell in China, verfügt das Pulver jedoch über eine lange Tradition. Seit Jahrhunderten wird Mononatriumglutamat dort Gerichten zugefügt – und zwar nicht nur als Geschmacksverstärker, sondern als eigenständiges Gewürz, das für die mit dem Begriff »Umami« bezeichneten fleischigen, herzhaften Aromen zuständig ist. Sogar der Fertigungsprozess des weißen Pulvers klang nicht bedrohlich: Glutamat kann aus Seetang, Sojabohnen, Mais oder Weizen hergestellt werden. In manchen Lebensmitteln steckt sogar natürlicherweise eine recht hohe Konzentration Glutamat, das mit der industriell gefertigten Variante chemisch identisch ist, so etwa in Parmesan und einigen anderen Käsesorten, in getrockneten Tomaten, Pilzen sowie in asiatischer Soja- oder Fischsauce.

Als Dr. Kwok 1968 die Schilderung seiner Symptome nach dem Besuch chinesischer Restaurants veröffentlichte und sein Kollege Schaumburg diese mit dem Geschmackverstärker verknüpfte, war Glutamat in Europa noch relativ unbekannt, auch wenn es zum Beispiel in Konservenfabriken langsam begann, eine Rolle zu spielen. Doch nun wurde dem weißen Pulver die Rolle des exotischen Bösewichts zugewiesen. Medien griffen das Thema auf, der *Spiegel* berichtete zum Beispiel im August 1968 über das China-Restaurant-Syndrom und die seltsame Zutat der damals noch exotischen Küche aus dem fernen Osten.

Der Bericht liest sich aus heutiger Perspektive mit einer Mischung aus Befremden und Belustigen. »Sie schlürfen die Suppe ›Wan-Tun‹ vom Porzellanlöffel und kennen sich aus mit Hühnerkeule ›Tie-Pai‹ und Huhn ›Pang-Pang‹«, schrieb der Autor und setzte gleich ein großes »Aber« in den Raum. »Doch manchen Gast der gelben Küchenmeister erwarten nicht nur exotische Gaumenkitzel. Über rotgeschmorten Haifischflossen oder glitschigen Glasnudeln, so erkannten nun amerikanische Ärzte, können den fernöstlich Speisenden mysteriöse Beschwerden überkommen: In der Liste leiblicher Übel führen Mediziner neuerdings das China-Restaurant-Syndrom.«

Auch der Text im *Spiegel* benannte eine Reihe von Symptomen, die Leser des Fallberichtes des Dr. Kwok seither nach einem Mahl in einem asiatischen Restaurant an sich beobachtet hatten. Zu den Nebenwirkungen der würzigen Speisen, so hieß es, zählten dumpfe Muskel- und Kopfschmerzen, Benommenheit, kalter Schweiß und »ungewollter Tränenfluss«.

Ein Übeltäter schien identifiziert und mit aller Autorität der Wissenschaft verurteilt zu sein. Die Symptome waren in der Urteilsbegründung benannt, und die Öffentlichkeit hatte die Verurteilung des Täters begleitet und beachtet. Glutamat trug nun den Makel des Bösen, des Schädlichen – auch wenn der Neurologe Herbert Schaumburg im Artikel im *Spiegel* mit den Worten zitiert wurde, dass er weiterhin chinesische Restaurants besuchen werde und die Auswirkungen des Syndroms ja gar nicht so arg unangenehm seien, »wenn man weiß, dass man nicht daran stirbt«.

Die Angst vor der fiesen chemischen Zutat asiatischer Köche verbreitete sich, Zigtausende Menschen horchten in den folgenden Jahren und Jahrzehnten in sich hinein, wenn sie beim Chinesen Frühlingsrollen, Sieben Kostbarkeiten oder Peking-Ente gegessen hatten, und spürten die gleichen Symptome wie Dr. Kwok. Bis heute kann man in vielen asiatischen Restaurants seine Speisen ohne Glutamat bestellen.

Auch ich habe das lange so gehalten, obwohl ich die vermeintliche Wirkung des weißen Pulvers gar nicht mit asiatischen Speisen in Verbindung gebracht hatte, obwohl ich wusste, dass Glutamat darin enthalten war. Als Student habe ich viel Geld zu Asia-Take-Aways getragen und habe meine damalige Küchenfaulheit ausgelebt, indem ich die Nummer 36 (aber nicht so scharf) und andere Gerichte bestellte.

Aber meine Ängste vor Glutamat konzentrierten sich nicht auf Chicken Chow Mein oder gebratene Nudeln mit Gemüse und Tofu, sondern auf Tütensuppen und Fertigbrühe. Jahrelang habe ich beim Einkaufen die Zutatenlisten auf den Packungen von Gemüsebrühe oder anderen Varianten dieses Suppenpulvers studiert, stets auf der Suche nach dem Hinweis auf Mononatriumglutamat. Die Symptome, die ich an mir beobachtet haben wollte, waren Hitzewallungen und vor allem ein stundenlanger, penetrant fader Geschmack im Mund, der nicht weichen wollte. Es schien mir einfach sonnenklar zu sein, dass Glutamat in Fertigbrühe der Übeltäter war. Dass ich nach den zahlreichen asiatischen Speisen keine Symptome spürte, irritierte mich nicht weiter – ich kannte die Saga des Dr. Kwok damals nicht, da war nur ein unklares Unbehagen gegenüber Glutamat, ohne dass ich mich bewusst damit beschäftigt hätte. Irgendwann schlief mein Leidensinteresse in Verbindung mit diesem Stoff einfach ein – vielleicht, weil ich mich stattdessen auf meine Rücken- und Knieschmerzen konzentrierte.

Die weitere Leidensmüh wäre ohnehin vergebens gewesen. Denn das Urteil der Wissenschaftler über den Angeklagten Mononatriumglutamat wurde nach dem Verdikt von Dr. Kwok und seinem Kollegen Schaumburg in allen weiteren Instanzen zurückgewiesen: Forscher sprachen Glutamat in den folgenden Jahrzehnten frei. Studie um Studie hat seither gezeigt, dass die Symptome des China-Restaurant-Syndroms unabhängig davon auftraten, ob Geschmacksverstärker in den Speisen steckten. Es kam nur darauf an, ob die Menschen *glaubten*, dass Glutamat enthalten sei.

Heute ist die Furcht vor dem Geschmacksverstärker mit dem abstrakten Namen ein bisschen aus der Mode geraten. Der Stoff gilt seit vielen Jahren offiziell als gesundheitlich unbedenklich – aber natürlich verteidigen trotzdem noch immer einige Selbsthilfegruppen ihren Glauben an die schädliche Wirkung von Glutamat; und auch unter manchen Heilpraktikern und anderen alternativmedizinischen Kreisen spielt das weiße Pulver noch immer eine Nebenrolle als Schurke – die Hauptrollen der Gesundheitsbösewichte haben jedoch andere Substanzten übernommen.

Doch die Geschichte der Leiden des Dr. Kwok und der vielen Menschen, die vermeintlich an einer Unverträglichkeit auf Mononatriumglutamat litten, behält dennoch Aktualität. Sie liefert noch immer wertvolles Anschauungsmaterial. Sie zeigt nicht nur, wie aus diffusen Ängsten echte, körperlich empfundene Leiden werden können. Sondern sie demonstriert an einem Einzelbeispiel, wie sich in einer Gesellschaft im Gesundheitswahn Symptome verbreiten, für die Mediziner keine organischen Ursachen finden. Die von Dr. Kwok beschriebenen Symptome waren präzise mit einer Tätigkeit und einem Ort verknüpft – mit einer Mahlzeit in einem chinesischen

Restaurant. Dabei handelt es sich um beste Voraussetzungen für einen Lernprozess, den Psychologen als »klassische Konditionierung« bezeichnen. Und ein zweiter Faktor sorgte dafür, dass sich das China-Restaurant-Syndrom aus der Leidensnische hinaus entwickelte: das sogenannte »soziale Lernen«.

Unverträglichkeiten verbreiten sich über »Soziales Lernen«.

Menschen kopieren Menschen, auch bei Krankheiten. Andere zu beobachten, wenn sie an etwas leiden, oder mit Dritten über diese Dinge zu sprechen, fördert die Verbreitung dieser Symptome ungemein. Es lohnt sich, die Zutaten dieses Gerichtes näher zu betrachten.

Sabbernde Hunde, sieche Menschen: Symptome werden konditioniert

Die Hunde des alten Iwan Petrowitsch Pawlow verraten auch Jahrzehnte nach ihrem großen Auftritt im Dienste der Wissenschaft viele Geheimnisse des Lebens. Die Rede ist von den berühmten Versuchen zur klassischen Konditionierung. Noch einmal kurz zur Auffrischung: Dem russischen Physiologen und Mediziner Pawlow war aufgefallen, dass Hunde direkt vor der Fütterung kräftig speicheln. Den Tieren lief das Wasser in den Lefzen in gieriger Erwartung zusammen, bevor sie ihr Futter bekamen. Pawlow fragte sich nun, ob sich der Speichelfluss auch mit einem sogenannten unspezifischen Reiz hervorrufen ließe, einem Signal, das für die Hunde keine Bedeutung hatte. Bisher reagierten die Tiere nur auf den spezifischen Reiz »Futter« mit diesem Körpervorgang. Aber konnte man den Tieren beibringen, auch durch einen anderen Auslöser zu speicheln?

Wenn Pawlow die Hunde fütterte, läutete er von nun an mit einer Glocke. Nach einer Weile reagierten die Tiere schon auf das Geschepper allein: Sobald der Gelehrte die Schelle schüttelte, lief den Hunden das Wasser aus dem Maul. Er brauchte den Tieren dazu gar kein Futter mehr anzubieten. Die Hunde hatten gelernt, ihre Fütterung mit dem Klang der Glocke zu verknüpfen, und nun reagierten sie schon alleine auf das Läuten.

So banal der beobachtete Vorgang klingt, so gut erklärt er viele Vorgänge, die uns im Alltag betreffen. Zum Beispiel könnte er auch im Fall des China-Restaurant-Syndroms eine Rolle spielen. Ein Mahl in so einem Lokal wird von zahlreichen Reizen begleitet, als läute im Hintergrund eine Glocke. Die Drachenstatue am Eingang, die Buddhafiguren im Lokal, das Ambiente überhaupt, die Stäbchen, der Geruch, die Musik im Hintergrund und vieles mehr. Alleine diese Umgebung aktiviert nach einer Weile die Leidenszeichen, die ein Gast dort bereits einige Male erlebt hat – wenn er denn etwa durch die Macht seiner Erwartung negative Reaktionen auf Glutamat erlebt hat. Das körperliche Unbehagen verbindet sich auf diese Weise mit vielen harmlosen Sinneswahrnehmungen aus dem Restaurant.

Für diesen Vorgang finden sich viele grundsätzliche Belege. Patienten verknüpfen zum Beispiel die Umgebung, in der sie behandelt werden, oft mit den Auswirkungen ihrer Therapie. Das bekannteste Beispiel aus der Forschungsliteratur dafür ist die antizipatorische Übelkeit bei der Chemotherapie. Hat ein Krebspatient bereits einen Behandlungszyklus mitgemacht, kennt er die starken Beeinträchtigungen, die er durch eine Chemotherapie erlebt. Wenn sie zu einem Behandlungstermin fahren, fühlen sich Krebspatienten häufig schon auf dem Weg in die Klinik elend. Meistens setzt die Übelkeit spätestens im Behandlungszimmer ein, während sie auf die Infusion warten. Krankenhäuser liefern zahlreiche starke Eindrücke: der Geruch nach Desinfektionsmittel, die langen Gänge, die Patientenliege, die Ärztinnen und Ärzte in ihren weißen Kitteln.

Wird einem Krebspatienten schlecht, bevor er die Chemotherapie erhält, löst wohl ein Effekt diese Übelkeit aus, wie sie der Nobelpreisträger Pawlow an seinen Hunden beobachtet hat: Die Betroffenen haben Umgebungsreize aus der Klinik mit ihrer Übelkeit durch die Behandlung verknüpft; sie haben gelernt, dass dem Desinfektionsgeruch in der Klinik in der Regel der elende Zustand durch die Chemotherapie folgt. Nun löst der Geruch alleine schon die Nebenwirkungen aus.

Bei mir findet eine ähnliche Reaktion etwa statt, wenn ich mir Blut abnehmen lassen muss. Mir ist das jedes Mal rasend peinlich, aber ich habe noch kein rechtes Mittel dagegen gefunden. Immerhin weiß ich, dass ich regelmäßig umkippe, wenn mir Blut abgezapft wird. Schon als Jugendlicher litt ich unter gelegentlichen Kreislaufschwächen, und irgendwie ist es passiert, dass ich das mit den Kanülen im Arztzimmer verknüpft habe. Wenn mir beim Arzt Blut abgenommen wird, sage ich jedes Mal Bescheid, dass ich auf diese Weise reagiere und mich für die Prozedur gerne gleich in die Horizontale begeben möchte. Die Ärztin oder die Arzthelferin – in der Regel stechen mir Frauen Nadeln in meine Armbeuge – bemerken dann stets, dass es doch meistens Männer seien, die beim Blutabnehmen umfallen. Das hilft mir leider nicht, aber da ich mir also stets im Liegen die Kanüle setzen lasse, kann ich immerhin nicht mehr umfallen. Nur ein Fehler passiert mir regelmäßig: Ich stehe zu früh wieder auf.

Ich hasse mich jedes Mal, wenn mir das passiert. Aber es reicht schon der Geruch in der Praxis, diese Gegenwart von Desinfektionsmittel, dass die Anspannung steigt und mir beim Anblick der ersten Kanüle der Kreislauf wegsackt. Beim Zahnarzt habe ich deshalb auf Betäubungsspritzen verzichtet, lieber Schmerzen als wieder umkippen. Beknackt, oder? Es handelt sich offenbar um einen Fall von klassischer Konditionierung.

Glocken und sabbernde Hunde, Kanülen und weggetretene Männer – wahrscheinlich lassen sich viele Aversionen und Symptome ähnlich erklären. Ernährungspsychologen erklären Abneigungen gegen bestimmte Speisen gerne mit deuten Mechanismus. Wer sich etwa eine Infektion einfängt, wegen der er sich übergeben muss, könnte so eine Aversion gegen die Lebensmittel entwickeln, die er direkt zuvor gegessen hat. Das Gleiche gilt, wenn man verdorbene Lebensmittel erwischt hat und anschließend heftig leiden muss.

Wahrscheinlich prägen uns im Alltag viele solche Ereignisse, in denen wir eine Art klassische Konditionierung erleben, uns dessen aber nicht bewusst sind. So kann es zum Beispiel sein, dass wir eine Krankheit fest mit einem Gericht oder einem Lebensmittel verknüpfen. Stellen wir uns folgende Situation vor: Eine seltsame Virusinfektion hat einen niedergestreckt, immer wieder stellt sich heftige Übelkeit ein, aber so richtig bettlägerig ist man auch nicht. Der Zustand erlaubt es einem, zu Hause halbwegs aktiv zu sein. Nun gibt es ein besonderes Gericht, das nicht so oft auf dem Speiseplan steht. Bei der Portion hat

Wir verknüpfen willkürlich Krankheiten mit einem bestimmten Lebensmittel.

man sich etwas verschätzt, und es bleibt so viel übrig, dass man noch ein, zweimal von den Resten essen kann. Wegen der Krankheit wird einem immer wieder übel, sogar beim Essen. Einmal muss man sich sogar übergeben, und das Essen schießt wieder ans Tageslicht. So kann es passieren, den elenden Zustand, die Übelkeit und das Erbrechen mit dem Lebensmittel zu assoziieren. Und am Ende wird Ihnen schon schlecht, wenn Sie nur den Geruch der Speise wahrnehmen, er ist fest mit dem damaligen Zustand verknüpft.

Es muss jedoch nicht immer gleich eine Krankheit sein. Angesichts der Beachtung, die wir heutzutage vielen Alltagssymptomen schenken, die wir unbedingt erklärt wissen wollen, suchen wir vielleicht selbst nach möglichen Verknüpfungen. Die Antworten beziehungsweise die Selbstdiagnosen finden wir dann in all den Dingen und Umständen, die wir als bedrohlich für unsere Gesundheit empfinden. Unter Umständen bringen wir unseren Körper aber so tatsächlich dazu, etwa durch Bauchgrimmen zu protestieren. Verknüpfen wir diese Erwartung mit einem bestimmten Lebensmittel, dann könnte eine echte Reaktion aus den Tiefen des Leibes kommen.

Dies sind die offensichtlichen Gelegenheiten, zu denen Pawlow aus der Vergangenheit grüßt und zustimmend seine Glocke schwingt. Etwas kompliziertere Versionen der Konditionierung sind auch denkbar. Um bei Lebensmitteln zu bleiben: Etwa bei den diversen Nahrungsmittelunverträglichkeiten. Um Essen und Trinken ranken sich viele Rituale. Die Familienzusammenkunft zum Abendessen, Tischsitten, die Zubereitung oder auch Besuche in Cafés oder Restaurants – überall trifft man auf Sitten, Gebräuche und Abläufe, über die eine stille Übereinkunft herrscht. Das bedeutet, dass sich alle diese Rituale häufig wiederholen. Es existieren viele Reize, die wir mit einem negativen Lebensmittelerlebnis verknüpfen können; Reize, die diese schlechten Gefühle später alleine auferstehen lassen können.

Krankheiten »üben«

Psychologen bezeichnen diese Vorgänge auch als das »Erlernen von Symptomen«. Wie das funktionieren kann, wie körperliche Zeichen mit Reizen verknüpft werden können, also konditioniert werden, das haben Psychologen von der Universität Leuven in Belgien einmal demonstriert. Die Forscher beobachteten den Zusammenhang zwischen negativen Erwartungen, einem Geruch, tatsächlich erzeugten Symptomen und inwiefern sich diese verfestigten. Die eine Hälfte der Probanden wurde dazu mit Infomaterial über die Folgen von Umweltverschmutzung versorgt, in dem es auch über die gesundheitlichen Auswirkungen chemischer Substanzen ging. Garniert wurden die Aussagen mit einem Fallbericht über eine Frau, die vermeintlich an der sogenannten Multiplen Chemikalien-Unverträglichkeit litt. Die Schilderungen ihres Leidens sollten die Teilnehmer des Tests auf einen konkreten Pfad der Symptome leiten.

Schließlich folgte eine unangenehme Prozedur, bei dem Luft über eine Maske eingeatmet wurde, die einen hohen Anteil an Kohlendioxid enthielt. So lösten die Forscher Atemnot, Kopfschmerzen, Beklemmung und andere verzichtbare Empfindungen aus. Der Clou aber war, dass die Atemluft mit unterschiedlichen Gerüchen versetzt war – einmal stinkendes Ammoniak, einmal ein eukalyptusartiger, angenehmer

Duft. Beide Gerüche dienten als konditionierender Reiz, so wie das Läuten der Glocke, wenn der alte Pawlow seine Hunde fütterte. Die Atemprozedur führten die Forscher einmal mit Kohlendioxid durch, dann wurde dieser Teil mit Atemluft wiederholt – stets mit den zuvor eingesetzten Düften.

Bei vielen Probanden verknüpfte sich der jeweilige Duft mit den unter CO_2-Einfluss erlebten Symptomen. Es reichte schließlich, den Geruch wahrzunehmen, um die gleichen Gefühle von Beklemmung, Atemnot und Kopfschmerz auszulösen. Dabei spielte es keine Rolle, ob der Geruch eklig war wie der von Ammoniak oder angenehm wie die Eukalyptusvariante. Auch angenehme Gerüche können Beklemmungen auslösen, betonten die Psychologen, schließlich klagten zahlreiche Menschen auch darüber, dass etwa Parfums bei ihnen unangenehme körperliche Reaktionen auslösen. Ihre Studie liefere eine mögliche Erklärung für diesen Umstand.

Unsere Krankheitsvorbilder

Doch eine Bedingung musste erfüllt sein, damit Gestank und guter Geruch die Symptome auslösten: Die Probanden mussten zuvor die warnenden Informationen über die Auswirkungen schädlicher Chemikalien sowie die Leidensgeschichte der betroffenen Frau gehört haben – andernfalls scheiterte das Erlernen von Symptomen.

Wir haben es also mit zwei Phänomenen zu tun. Zum einen geht es um negative Erwartungen, die etwa durch die Medien oder persönliche Fallgeschichten geweckt werden; zum anderen um tatsächlich erlebte Beeinträchtigungen, die aber mit einem eigentlich neutralen Reiz verknüpft werden (Duft), der in der Folge diese Symptome abermals auslösen kann. Die Psychologen ziehen daraus ein Fazit: Kampagnen, die vor gefährlichen Stoffen warnen, hätten unbestreitbare, positive Folgen für die Umwelt und damit für die Gesundheit der Menschen. Auf der anderen Seite könnten diese Kampagnen auch dazu beitragen, dass sich über die beschriebenen Mechanismen unklare Symptome in Gesellschaften verbreiten. Am Ende könnten die Menschen gesund sein, aber sie fühlen sich krank – das alte Lied des Leidens. Und eine tragische Zwickmühle.

Schlechte Erwartungen, echte Symptome und die Umstände, mit denen diese verbunden werden können – die unheilige Dreifaltigkeit des Leidens. Bevor die Forscher ihre Probanden aber mit Gerüchen und Kohlendioxid traktierten, brachten sie noch einen weiteren, immens wichtigen Faktor mit ins Spiel: Vorbilder. Sie hatten die Leidensgeschichte einer Frau präsentiert. Menschen lernen von anderen Menschen – das gilt auch für Leiden. So wie Dr. Kwok den Weg zum Glutamat und dem China-Restaurant-Syndrom wies, schnappen wir Krankheitsvorstellungen und Leiden auf, die in ähnlicher Verpackung geliefert werden wie der Gruß aus der chinesischen Küche.

Leiden aus Gewohnheit

Die wichtigsten Gesundheitslehrer arbeiten zu Hause mit ihren Partnern und Kindern. Krankheitserwartungen werden in Familien überliefert und Leidensaufmerksamkeit geprägt. Mediziner sprechen zum Beispiel gelegentlich von so etwas wie »Bauchfamilien«. Dahinter steckt die Beobachtung, dass Familienmitglieder voneinander lernen, mit Leiden umzugehen und diese mit Aufmerksamkeit zu adeln. Wenn etwa die Mutter häufig Verdauungsprobleme hat oder der Vater eher über Kopfschmerzen klagt, dann steigt die Wahrscheinlichkeit, dass die Kinder diese Symptome selbst beachten. Dabei setzt sich eine Spirale der positiven Verstärkung in Gang: Wenn man selbst häufig unter bestimmten Symptomen leidet, empfindet man den Leidensdruck der Kinder einfach leichter nach, wenn diese selbst über Bauch- oder Kopfschmerzen klagen. Dann sendet man kleine, unbewusste Signale, die Wirkung zeigen.

Dieser soziale Lernmechanismus funktioniert sehr gut. Wie zum Beispiel Studien mit eineiigen Zwillingen gezeigt haben, werden die Leidensbiografien nicht genetisch von Generation zu Generation weitergegeben. Wachsen eineiige Zwillinge getrennt bei Pflegefamilien auf, übernehmen die Kinder eher Leiden ihrer Adoptiveltern: Sie entwickeln mit höherer Wahrscheinlichkeit die gängigen Symptome ihrer Pflegefamilien und nicht die ihrer leiblichen Eltern.

Krankheit stellt eine nonverbale Bitte um Zuneigung dar. Als Kind erfahren wir besondere Aufmerksamkeit und besondere Liebe, wenn wir krank sind – das ist ganz normal. Wenn ein Baby weint, dann bieten ihm Mutter und Vater Geborgenheit. Die Rolle eines Kranken bietet aber auch einem Erwachsenen Vergünstigungen. Vorausgesetzt, das Umfeld nimmt das Leiden ernst, werden wir im Krankheitsfall besonders umhegt, von lästigen Pflichten freigestellt und dürfen uns Ruhe ohne Reue gönnen. Um aber die Rolle des Kranken annehmen zu können, braucht es Absolution durch einen Arzt – oder ein Zertifikat einer anderweitig anerkannten Autorität wie etwa die Familienmitglieder oder Freunde.

Mit Krankheit und Gesundheitsängsten umzugehen, lernen wir also unter anderem von unseren Eltern. Mit diesem Interpretationsschema muss ich zum Beispiel selbst neu auf einige meiner eigenen Leiden blicken. Als Jugendlicher litt ich häufig unter starken Kopfschmerzen und unter Migräneattacken, bei denen meine Sicht gestört war und ich mich nach einiger Zeit stets übergeben musste. Hatte ich diese Leiden vielleicht über den beschriebenen Mechanismus bei meinem Vater gelernt? Eine Kindheitserinnerung – eine blasse und unzuverlässige – ist es, dass mein Vater mit Kopfschmerzen oder Migräne im Bett lag, die Wohnung abgedunkelt war und wir auf Zehenspitzen über den Gang schlichen. Ob es genau so war? Möglich, sicher weiß ich es nicht mehr. Doch mich erwischte die Migräne später selbst, und auch meine Schwester erlebte regelmäßig diese scheußlichen Attacken.

Ein zweites Symptom aus meiner Jugend verknüpft sich hingegen mit meiner Mutter – und da bin ich mir sicher. Gelegentlich wurde mit schwarz vor Augen, und mein Kreislauf sackte zusammen. Das passierte sogar recht häufig, und meine Mutter stellte dann jedes Mal fest, dass es genau wie bei ihr sei. »Das ist ja kein Wunder«, sagte sie dann, »das hast du von mir geerbt.« Im Lichte der Ideen des sozialen Lernens müsste man also sagen: Geerbt ja, aber nicht genetisch, sondern abgeschaut. Tja, und wie bereits erwähnt, habe ich diese Kreislaufschwäche auch noch mit meiner Angst vor Kanülen und dem Blutabnehmen verknüpft.

Zum Glück litt in unserer Familie niemand unter Lebensmittelaversionen. Im Gegenteil, die gemeinsamen Essen wurden zelebriert, und es wurde mit großer Lust gekocht. Das ist ein großartiges Familienerbe.

Soziales Lernen

Der Projektor ratterte, die Spulen eierten, und gelegentlich fing der Filmstreifen Feuer. Wir liebten es, wenn wir im Schulunterricht einen Film ansehen durften. Selbst in den späten achtziger Jahren rollten unsere Lehrer dazu noch Projektoren in die Klassenzimmer, nahmen die Spulen aus runden Metallbehältern und fädelten die Filmstreifen ein. Dabei konnte viel schiefgehen, und wahrscheinlich waren wir auch deshalb so erpicht auf diese Momente. Ein Film weckte jedoch keine Begeisterung bei uns, sondern kollektiven Juckreiz: Darin ging es um Kopfläuse, und wir waren in der fünften oder sechsten Klasse, als uns dieser Ungezieferschocker vorgeführt wurde.

Die Blutsauger krabbelten in Detailaufnahmen durch die Haare unglücklicher Kinder. Es war zu sehen, wie die scheußlichen Tiere ihre Blutmahlzeit zu sich nahmen – und es war zu sehen, wie sich die Opfer der Läuse heftig am Kopf kratzten. Dieser Juckreiz war ansteckend. Als der Erste von uns anfing, sich am Kopf zu kratzen, verbreitete sich der Phantomjuckreiz rasch durch die Schulbänke. Am Ende hatte es uns fast alle erwischt. Wir saßen, sahen einen Film über Ungeziefer und kratzten uns an den Köpfen.

Es verhält sich wie beim Gähnen: Das Verhalten und die Gefühle anderer Menschen sind ansteckend. Wenn dem Sitznachbarn im Zug schlecht wird und er stöhnt, dann versetzt uns das selbst in einen Zustand leichter Alarmbereitschaft. Muss er sich übergeben, wird uns selber schlecht – und vielleicht müssen wir uns dann ebenfalls übergeben. Hustet der erste Zuhörer im Konzertsaal, dann bricht regelmäßig eine kleine Epidemie bronchialer Lautäußerungen aus. Als hätte der erste Huster einen Damm gebrochen, können nun auch andere den Drang nicht mehr im Zaum halten. Lacht der erste Zuschauer an einer lustigen Stelle einer Kabarettaufführung oder eines Films, schwillt das Lachen im Raum an – jetzt folgt die Masse des Publikums. Aus diesem Grund unterlegen die Produzenten von Comedy-Sendungen ihre meist mäßig lustigen Serien gerne mit Lachern vom Band.

Das funktioniert auch abseits halblustiger Filmchen. Studien mit Krankenschwestern und Buchhaltern haben gezeigt, dass sich die Launen der Mitarbeiter einer Abteilung in einer Firma oder einem Krankenhaus regelrecht angleichen. Für den Einzelnen bedeutet dies im Umkehrschluss: Alleine in der Umgebung zufriedener, glücklicher Menschen zu sein, versetzt einen mit hoher Wahrscheinlichkeit in bessere Laune. Den Tag unter Miesepetern zu überstehen, wirkt entsprechend in die entgegengesetzte Richtung.

Auch die Bewegungen von Menschen, die sich miteinander unterhalten, passen einander an: Stellen wir uns ein Paar vor, das an einem Tisch sitzt und sich unterhält. Die beiden lernen sich gerade kennen, und sie finden Gefallen aneinander. Sobald sich die Frau durch das Haar streift oder an die Wange fasst, steigt die Chance, dass der Mann ähnliche oder gar die gleichen Bewegungen vollführt. Wenn er wirklich Interesse an der Frau hat und hofft, dass seine Verliebtheit erwidert wird, dann ist das sogar eine gute Idee: Wenn Menschen von anderen subtil nachgeahmt werden, löst das positive Gefühle aus. Wer uns spiegelt, ohne zu übertreiben, den finden wir sympathisch. Solche Art der Mimikry vertieft soziale Bindungen. Doch sie sorgt dafür, dass nicht nur Gähnen, sondern auch Leiden ansteckend werden können. Leiden stecken an, und zwar nicht nur über Viren, Bakterien und andere Erreger; es sind vielmehr Ideen und Vorstellungen von Krankheit und Leiden, die sich von Mensch zu Mensch ausbreiten. Das sollten wir wenigstens im Hinterkopf behalten, wenn das nächste Modeleiden auftaucht, das mal wieder zur neuen Volkskrankheit ernannt wird.

7.

VORAUSEILENDE BESTÄTIGUNG:
Wir sehen, wonach wir suchen

Die unerträgliche Leichtigkeit der Bestätigung

Wir alle suchen ausschließlich nach Hinweisen, die unsere Meinungen und Ansichten stützen – oder sich zumindest in unserem Sinne interpretieren lassen. Und nicht ganz eindeutige Evidenz wird stets als Beleg für die eigene Position gewertet. Besonders ausgeprägt ist der Effekt, wenn es sich um emotional aufgeladene Themen oder stark verankerte Ansichten handelt. Statt nach allen relevanten Informationen zu forschen, fragen wir einseitig: Was spricht dafür, dass ich recht habe?

Psychologen um Willam Hart von der Universität Florida haben einmal in einer Auswertung zahlreicher Studien zum Bestätigungsfehler die Wahrscheinlichkeit beziffert, mit der Menschen nach bestätigenden Informationen suchen: Diese liege etwa doppelt so hoch wie diejenige, gegenteilige Informationen zu beachten. Das hat unter anderem eine einfache Ursache: Bestätigende Fakten fallen Menschen grundsätzlich leichter ein.

Das zeigt sich schon anhand der Formulierung einer Frage. Wie diese gestellt ist, beeinflusst die Antworten, die darauf gegeben werden. So ergeben die beiden Fragen »Sind Sie mit Ihrem sozialen Leben zufrieden?« und »Wie unzufrieden sind sie mit Ihrem sozialen Leben?« unterschiedliche

Antworten. An sich bedeuten beiden Fragen genau dasselbe, sie sind nur positiv oder negativ formuliert.

Im ersten Fall durchforstet der Gefragte seinen Geist nach Hinweisen dafür, dass er mit seinem sozialen Leben zufrieden ist. Er vergegenwärtigt sich Situationen, in denen er sich in seiner Familie geborgen gefühlt hat, Spaß mit Freunden hatte und so weiter. Die negativ formulierte Frage (»Wie unzufrieden sind Sie?«) setzt eine Suche nach gegenteiligen Informationen in Gang. Jetzt tauchen vielleicht Gedanken daran auf, wie ein Streit mit dem Partner eskaliert ist, wie man sich einmal einsam und ungeliebt gefühlt hat, dass man seinen Job eigentlich nicht mag und dergleichen mehr.

Natürlich wird ein zufriedener Mensch mit einem großen Freundeskreis auf die negativ formulierte Frage nun nicht sagen, er sei völlig unzufrieden. Doch würde man dem Grad der Zufriedenheit jeweils einen Wert zumessen, würden sich mit hoher Wahrscheinlichkeit Unterschiede gegenüber der Antwort auf die positiv formulierte Frage ergeben.

Das ist aus einem einfachen Grund sehr relevant für unseren Alltag und unser Leben im Krankheitswahn: Die Allgegenwart von Sorgen, Gesundheitswarnungen, Alarmstimmung und die Atmosphäre der Krankheit, in der wir leben, stellt ständig eine Frage in den Raum: »Was spricht dafür, dass ich tatsächlich an dieser Krankheit leide?« Mit dieser Fragestellung begeben wir uns auf die Suche nach bestätigenden Informationen. Der erste Eindruck hat uns bereits auf den Pfad der Sorge geleitet – und dann verstärkt die automatische Suche nach Bestätigung diese Ängste weiter. So verhält es sich zum Beispiel, wenn die Sorge auftaucht, das Kind könnte an ADHS leiden.

> Wir leiden unter der Frage: »Was spricht dafür, dass ich krank bin?«

Hat mein Kind ADHS?

Nennen wir sie Maja. Maja ist ein wunderbares Mädchen. Sie ist vier Jahre alt, trägt eine Brille, und ihr Blick durch die zwei kleinen Gläser ist mit verschmitzt nur sehr ungenügend beschrieben. Wenn Maja dringend möchte, dass ein Erwachsener beim Spielen dabei ist, kommt sie und nimmt einen an der Hand. Dann führt sie den designierten Spielkameraden zielstrebig und mit Freude in den Augen dorthin, wo die Kinderbande gerade haust. Maja verkleidet sich gerne, und sie liebt Kinderbücher. Bei einem guten Versteckspiel ist sie sowieso immer dabei, eine Dosis selbst musizierten Lärm auf den Instrumenten im Spielzimmer nimmt sie auch stets gerne mit, und auf dem Spielplatz flitzt sie ganz vorne im Kinderrudel mit.

Maja ist wie die anderen Mädchen und Jungen mit vier Jahren. Im Guten wie im Schlechten. Wenn der Trubel zu viel wird, zum Beispiel beim eigenen Geburtstagsfest, dann schlägt die Aufregung in kleine Wutanfälle um. Wenn alles zu viel wird, dann muss Maja weinen, oder sie nimmt den anderen Kindern etwas weg, und es entspinnt sich ein kurzes, klassisches Kinderdrama. Was Vierjährige eben machen.

Maja bastelt und malt allerdings nicht gerne. Warum? Wer weiß, sie langweilt sich vielleicht dabei, wenn sie im Kindergarten Bilder zeichnen soll. Mit Papier, Kleber und anderen Zutaten etwas zu basteln, macht ihr keinen besonderen Spaß. Maja sucht sich dann nach kurzer Zeit eine andere Beschäftigung – wenn das denn geht und nicht gegen das pädagogische Konzept des Kindergartens verstößt.

Eines Tages sprach eine der Erzieherinnen Majas Mutter auf die Bastel- und Malunlust ihrer Tochter an.

»Maja fällt es schwer, sich zu konzentrieren«, lautete einer der Sätze, der im Laufe des Gespräches fiel. Es stimmt ja auch, Maja fällt es schwer, sich zu konzentrieren – und zwar dann, wenn sie malen oder basteln soll. Das macht ihr eben keinen Spaß.

Majas Mutter ist eine sehr entspannte, reflektierte und gebildete Frau. Sie lässt sich nicht leicht aus der Ruhe bringen. Aber von einer Erzieherin in der heutigen Zeit den Satz zu hören, dass das eigene Kind Konzentrationsschwierigkeiten habe, entfaltet leider große Wucht. Das befreit sofort einen ganzen Schwarm übler Ängste aus dem Giftschrank des Geistes. ADHS! Das Zappelphilipp-Syndrom! Psychopharmaka! Ritalin!

Die Diskussion rund um ADHS, das sogenannte Aufmerksamkeitsdefizit- und Hyperaktivitätssyndrom, gehört fast schon zum Grundrauschen der Medienlandschaft – und es zählt fest zum Gesprächskanon unter jungen Eltern. Der Haupttenor lautet, dass ADHS in dramatischem Umfang überdiagnostiziert werde; und dass Kinder durch Psychiater und überforderte Eltern erst mit der Diagnose zu Kranken ernannt und dann mit Psychopharmaka ruhiggestellt werden.

Die Mehrheit der Eltern steht der Diagnose und der medikamentösen Therapie des Leidens sehr, sehr kritisch gegenüber. Auf Spielplätzen, Kindergeburtstagen und zu anderen Gelegenheiten, bei denen Kinder anstrengend sein können, werden regelmäßig doofe ADHS-Sprüche gerissen. Damit demonstriert man irgendwie, dass man selbst total aufgeklärt ist und den Wirbel um die Krankheit ablehnt.

Nur: Man kann noch so eine große Distanz zu der Diskussion und der Krankheit einnehmen, es bricht trotzdem Nervosität aus, wenn eine Erzieherin im Zusammenhang mit dem eigenen Kind von »Konzentrationsschwierigkeiten« spricht. In diesen Momenten bemerkt man, dass die ADHS-Thematik doch in den eigenen Kopf geschlichen ist. Sobald sich der Gedanke eingenistet hat, sobald es um das eigene Kind oder im Falle anderer Leiden um einen selbst geht, bricht die Nervosität aus, und die Suche nach weiteren Informationen beginnt, und Sie wissen, was das bedeutet.

Auch Majas Mutter begann, sich Sorgen zu machen. Und ja, es ist möglich, nervös zu werden und die eigene Reaktion gleichzeitig als übertrieben zu bewerten. Nur beruhigt das die Nerven nicht. Majas Mutter suchte also im Internet nach Informationen, die dafür sprechen könnten, dass Maja tatsächlich ADHS hat.

Genau an dieser Stelle beginnt das Problem, um das es hier gehen soll: Die Psyche verleitet Menschen dazu, stets nach Anhaltspunkten zu suchen, die *für* etwas sprechen. Wir fahnden nach Fakten, die unsere Meinungen, aber auch unsere Befürchtungen bestätigen. Doch leider findet man gerade zu Krankheitsängsten unendlich viele Informationen, die unsere Ängste verstärken.

Wer wie Majas Mutter kurz im Internet zu den Symptomen von ADHS recherchiert, stößt dort auf viele beunruhigende Aussagen. Zum Beispiel:

- Plötzliche Handlungswechsel: Puh, auch mein Sohn, ebenfalls vier Jahre alt, will manchmal urplötzlich etwas anderes spielen, essen oder anziehen als gerade eben noch.
- Rastlose Aktivität: Oh ja, flitzen, rennen, turnen und dann immer diese Lautstärke. Das könnte zu diesem ADHS-Teilaspekt passen.
- Geringe Ausdauer bei Einzel- und Gruppenspielen: Hat sich mein Sohn nicht neulich ziemlich schnell gelang-

weilt, als wir das Würfelspiel mit Amelie der Ameise gespielt haben? Und wie war das, als wir dann ein Parkhaus mit den Bauklötzen bauen wollten?

- Ausgeprägte Trotzreaktionen: Gut, ich werde jetzt lieber nicht aufzählen, wann mein Sohn schon alles wütend geworden ist, weil er seinen Willen durchsetzen wollte.
- Verstärkte Unfallgefahr: Oh Gott, gestern ist er beim Spielen einmal von der Sofalehne gefallen, einmal von der Küchenbank und zweimal hat er sich den Kopf angehauen. Nicht darüber nachdenken, nächster Punkt.
- Auffallend früher Spracherwerb oder aber verzögerte Sprachentwicklung: Tja, in diesem Punkt kann sich jeder wiederfinden. Zu früh, zu spät – wann ist überhaupt der richtige Zeitpunkt für ein Kind, sprechen zu lernen?

Und so weiter. Und so weiter.

Die Hauptsymptome von ADHS zählen zum ganz normalen Verhaltensrepertoire von Kindern – relevant ist die Frage, wie dominant dieses Verhalten ist. Aber wir glotzen jetzt mit der Angst auf unsere Kinder, dass ihre Unruhe am Essenstisch vielleicht doch ein Zeichen von Krankheit ist. Man hat es ja schon so oft gehört. Aber vielleicht sollten wir – um beim Beispiel zu bleiben – nach Informationen suchen, die dagegen sprechen, dass Maja oder das eigene Kind an ADHS leiden könnten. Dann käme man vielleicht darauf, dass Maja sich beim Bücherlesen ganz wunderbar konzentrieren kann und mein Sohn sich bei dem einen Spiel zwar schnell gelangweilt hat, aber beim anderen gar nicht aufhören wollte. Tatsächlich wäre es mir gerade gar nicht unrecht, wenn er beim Memory weniger Ausdauer hätte.

> Die Hauptsymptome von ADHS zählen zum normalen Verhalten von Kindern.

172

Aber so ticken wir nicht – und daher ist der Bestätigungsfehler eine der gravierendsten der kognitiven Verzerrungen,
die das Denken des Menschen vernebeln. In kaum einem
anderen Bereich des Lebens entfaltet er eine so konkrete
Kraft, wie im Umgang jedes einzelnen Menschen mit seiner
Gesundheit. Der Bestätigungsfehler sorgt dafür, dass wir
Krankheitsängste ernst nehmen und überall Gefahren und
Siechtum wittern, wenn wir diese Möglichkeit ernsthaft bedenken. Und er sorgt auch dafür, dass Ärzte vorschnelle Diagnosen stellen oder nur das finden, wonach sie suchen.

Pickel und Kügelchen

Unglück gehört zum Dasein als Teenager wie der Sams-
tagsbesuch beim Wertstoffhof zum Leben in der Vorstadt.
Mein Teenager-Unglück entzündete sich maßgeblich an
einem klassischen Pubertätsthema: Pickel. Ich hatte so viele und so große davon am Rücken, dass ich zeitweise keine
Rucksäcke tragen oder an Stuhllehnen anlehnen konnte und
von der netten Ärztin im Kreiswehrersatzamt deswegen aus-
gemustert wurde.
Damals wie heute existierte keine wirklich wirksame Behandlung für Akne. Trotzdem hörte ich im Laufe meiner
Langstreckenwanderung durch die Hautarztpraxen immer
wieder große Versprechen. Tinkturen, Salben, Antibiotika und so weiter sollten die Pickel binnen weniger Wochen
verschwinden lassen. Taten sie aber nicht. Eine Weile bekam
ich ein Medikament namens Roaccutan, das mich in vielerlei
Hinsicht beeindruckte. Eine Monatsration kostete mehrere
hundert D-Mark, so stand es auf der Packung. Auf den Kar-

ton war auch gedruckt, dass Frauen »im gebärfähigen Alter«
das Medikament nicht einnehmen durften, da es im Fall einer Schwangerschaft das ungeborene Kind schädigen könnte. Die Nebenwirkungen waren heftig, meine Haut trockne-
te aus, riss überall ein, meine Nase blutete, und regelmäßig
musste ich mir Blut abnehmen lassen, um meine Leberwerte
zu überprüfen. Als nach einem halben Jahr das Versprechen
des Dermatologen (»Ihre Akne wird bald ganz verschwunden sein.«) nicht eintraf und er stattdessen die Dosis erhöhen
wollte, verließ ich die Praxis und landete bei einer Homöopathin.

Bei dieser Ärztin erlebte ich ein Beispiel für den Bestätigungsfehler – und zwar in zwei Richtungen: Sie und ich, wir
sahen beide nur das, was wir erwarteten; wir fanden beide
Bestätigung für unsere Ansichten. Zwei Menschen gelang-
ten anhand der gleichen Informationen zu gegensätzlichen
Meinungen.

Die Sache mit den Zuckerkügelchen hatte bei mir schon
als Jugendlicher Skepsis geweckt. In unserer Nachbarschaft
hatten seltsam viele Frauen in den frühen 1990er-Jahren ihre
Leidenschaft für die Homöopathie entdeckt. Und wenn nun
einer von uns hustete, dann stellten die Frauen teils konkur-
rierende Diagnosen und verteilten Globuli. Trotzdem ging
ich mit meinen Pickeln zunächst sehr gerne zu der Homöopathin. Sie war sehr nett, und ich fühlte mich gut umsorgt.
Der erste Besuch dauerte mindestens eine halbe Stunde, und
sie fragte mich mit sanfter Stimme sehr viele, sehr persönliche Dinge. Die sogenannte Erstanamnese versetzte mich in
einen Zustand seliger Verdöstheit.

Auch sie versprach, die Akne rasch in den Griff zu bekommen. Aber als sie dann ein homöopathisches Mittel

aussuchte, fiel ich vom Glauben ab: Sie steckte mir eine Art Pendel in den Ausschnitt des T-Shirts, dann fühlte sie mit einer Hand meinen Puls und nahm wechselnde Glasröhrchen voller Globuli in die andere Hand. Wie sollte das funktionieren? Sollten irgendwelche geheimnisvollen Schwingungen oder Energien wirken? Und wozu das lange Gespräch, wenn danach so ein Hokuspokus stattfand? In diesem Moment ratterten meine inneren Rollläden runter, und ich traute der ganzen Sache nicht mehr.

Die Globuli schluckte ich dennoch und ging noch zu einigen Kontrollterminen – um dabei den Bestätigungsfehler in freier Wildbahn zu beobachten. Die Homöopathin schwärmte stets von den erstaunlichen Fortschritten der Behandlung und der enormen Verbesserung meiner Akne. Meine Konzentration galt hingegen der Ansicht, dass sich genau gar nichts verbessert hatte. Die Pickel blühten noch immer, lediglich die Stellen waren gelegentlich andere.

Die Ärztin glaubte an ihre Behandlung und betrachtete alle Zeichen als Beleg für deren Erfolg. Ich zweifelte grundsätzlich an der Behandlung und konzentrierte mich darauf, weiterhin ein unglücklicher, verpickelter Teenager zu bleiben.

Wir fanden beide Bestätigung.

In weniger harmlosen Situationen führt dies zu Entscheidungen mit teils gravierenden Auswirkungen – etwa darüber, ob Patienten Untersuchungen zur Krebsfrüherkennung wahrnehmen. An diesem Beispiel offenbart sich, dass Patienten anhand der gleichen Informationen nicht nur zu unterschiedlichen Einschätzungen gelangen, sondern dass der informierte Patient, der das rationale Für und Wider einer Behandlungsoption kühl abwägt und die beste Wahl trifft, eine Illusion ist. Wie es sich nämlich wirklich verhält, demonstrieren Mediziner um Kathryn Taylor von der Georgetown University am Beispiel des Prostatakrebsscreenings für Männer. Die Teilnehmer der Studie nutzten die bereitgestellten, nüchtern aufbereiteten Informationen über Vor- und Nachteile der Untersuchung, um ihre bereits bestehende Haltung abzusichern.

Das Urteil über Sinn und Unsinn des Screenings zur Früherkennung von Prostatakrebs bei Männern scheint gesprochen zu sein. 2012 wertete ein Expertengremium im Auftrag des US-Gesundheitsministeriums die verfügbaren Daten aus und gelangte zu einem klaren Fazit: Das Prostatascreening ist wertlos. Es rettet keine Leben und ist mit Risiken verbunden. Doch die Entscheidung für oder gegen die Untersuchung liege bei den Männern selbst, sagt Taylor. Die Patienten müssten auf Basis der besten verfügbaren Informationen zu einem persönlichen Urteil gelangen, so die Argumentation der Krebsmedizinerin.

Das Prostatascreening ist wertlos.

Das scheint jedoch eine Illusion zu sein, wie die Studie mit 1879 Männern zeigt. Das Team um die Medizinerin legte Probanden Informationen über Vor- und Nachteile des Screenings vor. Diese sogenannten Entscheidungshilfen waren nüchtern aufbereitet und forderten nicht explizit dazu auf, eine Wahl für oder gegen die Untersuchung zu treffen. »Wir waren dennoch davon überzeugt, dass die Informationen Männer eher davon überzeugen sollten, auf die Untersuchung zu verzichten«, sagt Taylor. »Doch das war nicht der Fall.« Die Probanden gaben anschließend zwar an, dass sie sich nun etwas besser informiert und weniger unsicher in ihrer Entscheidung fühlten. Auf ihre Teilnahme am Screening hatte das jedoch keine Auswirkung: Als die Forscher nach 13 Monaten nachfragten, hatten sich genauso viele Probanden für die Untersuchung entschieden wie in einer Vergleichsgruppe, die zuvor keine Pro-und-Kontra-Listen gesehen hatten.

Die Teilnehmer handelten wohl wie die meisten Menschen. Sie hatten eine diffuse Meinung, ein Gefühl zum Prostatascreening und nahmen nun vor allem Informationen wahr, die dazu passten. Was ins Weltbild passt, wird registriert; was dagegenspricht, ausgeblendet.

Auch in der Debatte über Impfungen spielt diese Art zu denken eine große Rolle. Wer Angst davor hat, sich oder seine Kinder gegen Infektionen zu immunisieren, begibt sich auf die Suche nach Informationen, mit denen sich scheinbar die Gefährlichkeit von Impfungen belegen lässt. Selbst in einer nüchternen Zusammenstellung von Fakten, die die im Vergleich zur eigentlichen Krankheit geringen Risiken einer Impfung erwähnt, wird er diese finden. Es reicht, überhaupt Risiken zu erwähnen. Unterstützende Informationen nehmen Menschen meist ohne Prüfung als korrekt und besonders wichtig hin. Gegenargumente werden hingegen bezweifelt und weitere Beweise gefordert.

Mein Arzt hat auch gesagt, dass ...

Wer eine Therapie beginnt oder eine Maßnahme einleitet, um gesund zu werden oder seine Fitness zu steigern, verfolgt damit ein klares Ziel. Wenn er nun Pillen schluckt, Sport betreibt, seine Ernährung umstellt, seine Schlafgewohnheiten verändert, wegen seiner Rückenschmerzen eine neue Matratze kauft oder ähnliches, unternimmt er das mit der Erwartung, einen gewünschten Effekt zu erzielen. Wenn dieser eintritt, wird er als Beweis für die Wirksamkeit der Intervention betrachtet. Dass ein anderer Grund hinter der Besserung stehen könnte, wird nicht bedacht. Und falls die Besserung ausbleibt, richtet sich die Suche nach einer Erklärung auf etwas anderes als die eingeleitete Therapie. Das Gleiche gilt auch im negativen Fall.

Untersucht ein Mediziner einen Patienten, stellt er dabei Vermutungen an und stellt Hypothesen darüber auf, woran der Patient leiden könnte. Ziemlich früh im Laufe einer Untersuchung beginnt ein Arzt also damit, Bestätigung für nur wenige Vermutungen oder sogar lediglich eine Vermutung zu finden. Diese Vermutungen können ursprünglich durch den ersten Eindruck des Patienten entstanden sein; und sie können aus dem aktuellen Ideen- und Ängstekanon stammen, der in einer Gesellschaft kursiert. Wenn ein Mediziner persönlich einen bestimmten Lebensmittelzusatz für hochgradig gefährlich hält, dann neigt er wahrscheinlich automatisch dazu, bei seinen Patienten Bestätigung für die Gefährlichkeit dieser Substanz zu finden.

Die Patienten wiederum hören mitunter, was sie hören wollen: Es gibt Hinweise, dass gesundheitlich besonders besorgte Menschen ihre Erinnerungen an die Aussagen ihres Arztes so anpassen, dass sie ihre eigenen Krankheitsängste damit scheinbar bestätigen – selbst wenn die ursprünglichen Informationen des Mediziners ganz andere gewesen waren. Hat der Arzt etwa gesagt, dass eine Krebserkrankung in diesem Fall extrem unwahrscheinlich sei, wandelt sich diese Aussage zu der Erinnerung, dass der Arzt Krebs nicht für ausgeschlossen, also für möglich gehalten habe.

Je mehr Zeit verstreicht, desto geschmeidiger gehen Menschen mit Informationen um. Wenn die Erinnerungen blasser werden, betrachten sie Gegenargumente in der Rückschau sogar als Belege für ihre Sicht der Dinge. Wir kommen irgendwie zu Meinungen und begeben uns erst dann auf die Suche nach Informationen, die wir als Belege werten. Und besonders Patienten oder besorgte Gesunde wünschen sich nicht nur Verständnis und Linderung, sondern auch Bestätigung. Sie wünschen sich, dass ihnen die Medizin einen positiven Prüfstempel auf den Inhalt der eigenen Sorgen drückt. Bleibt Bestätigung aus, wächst die Unzufriedenheit. Wir fühlen uns dann missverstanden und begeben uns auf die Suche nach einem anderen Arzt, der uns schließlich die eigenen Erklärungen des Leidens bestätigt. Das, so argumentieren Wissenschaftler, stellt einen wichtigen Faktor dar, der populäre Krankheitsvorstellungen festigt.

DIAGNOSE ALS DROGE:
Wir brauchen für alles eine Erklärung

Sag mir, was das ist!

»Wie geht es dir?«
»Nicht gut.«
»Wieso?«
»Ich habe Kopfschmerzen.«
»Warum?«

Wenn Sie auf die erste Frage mit »Gut« antworten, hat Sie dann schon einmal jemand gefragt, warum es ihnen gut geht? Wahrscheinlich geschieht das nur sehr selten. Aber wer erwähnt, dass es ihm nicht so prächtig geht, wird stets nach einer Ursache gefragt. Das mag auf der einen Seite Ausdruck von Anteilnahme sein – und es könnte als unhöflich empfunden werden, nicht nachzufragen. Aber hier wirkt zusätzlich ein grundsätzlicher psychologischer Mechanismus: Negative Ereignisse erfordern mit höherer Dringlichkeit eine Erklärung. Passiert etwas, das schlechte Gefühle wie Angst oder Schmerz auslöst, weckt das den »Fahnder« in uns.

Wenn sich ein Paar heftig streitet, stellt sich die Frage nach dem Auslöser des Zankes. Wenn sich die beiden umarmen? Ach, wie schön! Wenn ein Schulkind ein anderes schlägt, dann fragen sich die Lehrer, ob der kleine Aggressor verhaltensauffällig ist oder ob es einen anderen Grund gibt. Wenn die Kinder aber friedlich spielen? Ja, dann scheint alles im Lot zu sein. Wenn ein Baby schläft, sind alle mit der Welt im Reinen. Wenn es brüllt, suchen wir reflexartig nach Erklärungen: Es hat Hunger, es hat Blähungen, es hat irgendetwas nicht vertragen. Schlechtes muss erklärt werden, sonst behält es seinen Schrecken. Und schließlich könnte eine der Erklärungen auch die tatsächliche Lösung sein.

Die Menschen machen sich heute generell mehr Sorgen um ihre Gesundheit und hegen größere Ängste vor Krankheiten – das alleine erhöht die Neigung, Symptome als Vorboten kommender Katastrophen zu sehen, die dringend einer Erklärung bedürfen. »Greifbare Erklärungen reduzieren Schuldgefühle, motivieren Patienten, mit der Krankheit umzugehen und verbessern das Wohlbefinden. Außerdem stehen sie in Zusammenhang mit der Zufriedenheit von Patienten«, schreibt die Psychiaterin Sabina Dosani im *British Medical Journal*. Schon Pseudoerklärungen befriedigen uns manchmal. Das beobachtete die Psychologin Ellen Langer in den 1970er-Jahren, als sie sich immer wieder in Warteschlangen vor Kopierern anstellte und versuchte, dass die anderen sie vorließen. Das klappte meist, wenn sie den anderen Wartenden erklärte, sie sei in Eile – auch wenn das streng genommen keine Erklärung ist. Aber egal, den anderen reichte das, so wie uns als besorgter Gesunder manchmal eine Pseudoerklärung reicht wie: »Das geht gerade um.«

Gleichzeitig ähnelt unsere Suche nach Erklärung einer Aufforderung, ein Leiden verbrieft zu bekommen. Wir besuchen den Arzt, weil uns eine diffuse Sorge plagt. Nun soll der Mediziner bestätigen, dass nichts im Argen liegt, dass man gesund ist. Und dann, wenn genau das passiert, beginnen wir am Arzt zu zweifeln, an der diagnostischen Aussagekraft der Tests, und sorgen uns erst recht um unseren Zustand. Ein

Leben in Widersprüchen – ein Perpetuum mobile der Gesundheitsängste.

Das treibt auch wirkliche Hypochonder um. Diese Menschen begeben sich auf eine lange Expedition, um scheinbar endlich eine Erklärung für ihre Leiden zu finden. Dabei geht es aber auch darum, die Ernsthaftigkeit der Beeinträchtigungen verbrieft zu bekommen, auf dass das Gejammer des Hypochonders endlich legitimiert wird. Deswegen kämpfen so viele auch darum, dass ihre eigene Diagnose echt ist, anerkannt wird. Das schlimmste Urteil lautet: psychisch! Da fühlt man sich rasch als eingebildeter Kranker abgestempelt, der sich nicht so anstellen soll. Der Glaube an die eigene Diagnose kann so stark sein, dass jeder zarte Hinweis auf mögliche, eventuelle nicht-körperliche Ursachen einer Beleidigung und einem Frontalangriff auf die Persönlichkeit gleicht.

Patienten glauben üblicherweise an spezifische Ursachen für ihre Krankheit. Das scheint bereits zu helfen, mit dem Leid umzugehen, hat aber einen Haken: Meistens existiert kein solcher einzelner Auslöser, außer man ist zum Beispiel beim Skifahren gestürzt und hat sich dabei die Schulter verletzt oder das Kreuzband gerissen. Meistens behelfen wir uns dann mit abgedroschenen Floskeln wie »Da geht gerade etwas um« und berichten dem kranken Freund oder Kollegen, dass ja dieser oder jener Bekannte auch ganz übel krank ist, »also hör mir auf, den hat es ja mal richtig zerlegt«.

Im klinischen Alltag verhält es sich allerdings häufig verwirrender. Eine Arbeitsgruppe um den Mediziner Winfried Rief untersuchte einmal die Erklärungsmodelle, die 233 Patienten mit sogenannten medizinisch unerklärbaren Symptomen für ihren Zustand präsentierten. Die Befragten erklärten sich ihre Leiden in der Regel mit mehreren Ursachen, statt sich auf einen einzigen vermeintlichen Auslöser zu konzentrieren. Man könnte darüber spekulieren, ob Zweifel an den Erklärungsversuchen, die Patienten dazu verleiten, stets noch weitere Diagnosen zu stellen.

Aber welche Ursache haben Erkrankungen? Viren, Bakterien, klar, das liegt auf der Hand. Aber selbst wenn man sich eine Infektionskrankheit einfängt, rätselt man über die Quelle der Ansteckung. Bei wem habe ich mich angesteckt? Warum ausgerechnet jetzt? Den meisten Krankheiten sehe man leider nicht an, von wem oder von was sie verursacht wurden, so der Risikoforscher Ortwin Renn. Auch da verlässt man sich irgendwie auf sein Gefühl und seine Empfindungen. Eine Gürtelrose hat einen vor mehreren Wochen außer Gefecht gesetzt? Da bastelt man sich schnell Erklärungsmodelle, in denen Stress eine Rolle spielt, ein durch irgendwelche Ursachen geschwächtes Immunsystem oder etwas anderes. Wenn einen schon nicht unmittelbar die Frage beschäftigt, warum es jetzt ausgerechnet einen selbst erwischt, dann will man wenigstens wissen, warum das Herpes-Zoster-Virus im Körper überhandnehmen konnte. Im Fall schwerwiegender Erkrankungen drängt sich die Frage nach der Ursache noch mehr in den Vordergrund. Auch hier gibt es oft keine zufriedenstellende Antwort: Die Mehrzahl aller Krebserkrankungen, so das Fazit einer Studie im Fachmagazin *Science* aus dem Jahr 2015, entstehe durch zufällige Zellmutationen, die nicht auf einzelne Ursachen zurückzuführen sind. Bloß befriedigen Aussagen und Studienergebnisse wie diese nicht unser Bedürfnis nach einer klaren Erklärung, nach einer Ursache für das Leid.

Ein kausales Wesen

Unser Leben besteht aus unzähligen einzelnen Begebenheiten, die für sich genommen keine Bedeutung haben und die wir sofort wieder vergessen. Niemand berichtet seinen Freunden, wie er sich am Morgen die Zähne geputzt oder neues Klopapier ins Bad gelegt hat. Nein, wir erinnern uns an außergewöhnliche Dinge und an solche, die sich zu einer stringenten Geschichte zusammenfügen, in der ein Ereignis scheinbar zwingend auf das andere folgt. Mit den kleinen Geschichten rechtfertigen wir uns, warum wir zum Beispiel zu spät ins Büro gekommen sind oder etwas vergessen haben. Die Gesamtheit der Anekdoten nennen wir persönliche Biografie.

Die meisten dieser Geschichten haben eines gemein: Sie handeln von kausalen Zusammenhängen. Der Kopf schmerzt und pocht? Ein Blick gen Himmel prüft das Wetter, und schon finden wir einen Grund. Gestern war es schließlich noch nass und grau, heute strahlt die Sonne, der Himmel ist blau, und die Temperaturen liegen für diese Jahreszeit viel zu hoch. Wetterumschwung! Das muss der Grund für die Kopfschmerzen sein. Oder die Nase läuft, der Hals kratzt, es ist wieder eine Erkältung im Anmarsch. Die richtige Antwort lautet nun, dass man sich irgendwo Rhinoviren eingefangen hat. Doch das lässt zu viele Fragen offen und dem Zufall zu viel Raum. Wer hat die Viren übertragen? Eine Erklärung wie die, dass man gestern im Schwimmbad war, sich die Haare nicht ausreichend geföhnt hat und dann ohne Mütze nach Hause gegangen ist, verfügt über eine höhere kognitive Attraktivität.

Ein Vorgang löst den anderen aus, eine Situation bedingt die andere. Solche Geschichten halten wir für besonders glaubwürdig. Gleichzeitig fällt es uns besonders leicht, genau diese Art von Geschichten selbst zu konstruieren, wie Daniel Kahneman in seinem Buch »Schnelles Denken, langsames Denken« an Hand von drei simplen Sätzen zeigt, die Probanden für eine Studie vorgelegt wurden:

»Freds Eltern trafen verspätet ein. Der Partyservice wurde in Kürze erwartet. Fred war wütend.«

Diese drei Sätze erklären streng genommen nicht, warum Fred sauer war. Doch der Leser konstruiert sofort eine Kausalität. Unpünktlichkeit und Wut stehen in unseren Vorstellungen in einem engen Zusammenhang, in den auch die Ankunft des Partyservice eingepasst wird. Die Geschichte, die unser automatisches Denken spontan konstruiert, lautet in etwa so: »Fred hatte mit seinen Eltern vereinbart, dass sie rechtzeitig vor Beginn des Festes bei ihm ankommen würden. Gemeinsam sollte die Wohnung hergerichtet und alles vorbereitet werden, damit das Essen und die Getränke, die der Partyservice bringen sollte, angerichtet werden könnten. Weil sich Freds Eltern aber so sehr verspäteten, dass der Partyservice praktisch schon vor der Tür stand und Fred alle Vorbereitung allein hatte treffen müssen, soweit es eben ging, ist er jetzt also ziemlich sauer auf seine Eltern, zu Recht.« Eine kohärente Abfolge von Ursachen, die bestimmte Folgen nach sich gezogen haben.

Nach dem gleichen Muster konstruieren wir uns Erklärungen für Krankheitsgefühle. Ich fühle mich unwohl. Mein Bauch rumpelt. Ich habe gestern im Restaurant Fisch gegessen. Mehr braucht es nicht, die geistige Verknüpfung ist gemacht, und der vermeintliche Auslöser für die Übelkeit identifiziert. Aber ob das

Wir konstruieren Krankheitsgefühle nach willkürlichen Mustern.

stimmt? Das weiß niemand, und es existieren Tausende andere Möglichkeiten, um den eigenen unschönen Zustand zu erklären. Nur fühlt sich keiner so gut an wie die Geschichte vom verdorbenen Fisch.

Psychologen um Ran Hassin und John Bargh demonstrierten diesen menschlichen Drang zu automatischer kausaler Interpretation in einer Studie, die sie im *Journal of Experimental Social Psychology* veröffentlichten. Sie legten ihren Probanden eine ähnliche Geschichte vor wie die von Fred, allerdings in unterschiedlichen Versionen, und fragten anschließend die Assoziationen der Probanden ab. Eine Version lautete: »Nachdem Jane den ganzen Tag durch die überfüllten Straßen New Yorks gegangen war, um die beeindruckenden Sehenswürdigkeiten zu betrachten, bemerkte sie, dass ihre Geldbörse verschwunden war.« Wer diese Schilderung gelesen hatte, assoziierte anschließend besonders häufig das Wort »Taschendieb«. Dabei wären unzählige andere Gründe dafür denkbar, dass Jane ihr Portemonnaie nicht finden kann. Aber die Erwähnung von überfüllten Straßen in New York legt uns sofort nahe: In dem Gedrängel muss ein Taschendieb zugeschlagen haben. New York ist schließlich bekannt für hohe Kriminalitätsraten, und wahrscheinlich war Jane auch noch abgelenkt, als sie da in der Menschenmenge lief und das Chrysler Building bestaunte oder die Atmosphäre in den Gassen von China Town in sich aufsaugte.

Variieren wir diese Geschichte: »Nachdem Jane den Tag in den Straßencafés von Paris verbracht hatte, um Milchkaffee zu trinken und Croissants zu essen, beobachtete sie am Abend Verdauungsprobleme an sich.« Es steht so nicht da, aber die automatische Erklärungsmaschine im Kopf bietet sofort eine Lösung an: Die arme Jane verträgt wohl keine Milch und kein Weißmehl, kein Wunder, dass ihre Verdauung danach streikt.

Menschen suchen automatisch nach Ursachen. Wir haben verlernt, vom Zufall zu sprechen. Wir halten es für eine Unverschämtheit, wenn etwas Unerklärliches passiert. Das Wissen über Ursache und Wirkung lässt Gefahren kontrollierbar erscheinen und verleiht einem das Gefühl, man könne jederzeit Herr seines Lebens sein. Insofern leiden wir doppelt, wenn wir krank sind: Wir leiden an der Krankheit und daran, dass wir sie angeblich selbst verschuldet haben.

Glauben trotz Gegenbeweisen

In den USA blüht die Sorge vor dem Weizen. 20 Prozent der Amerikaner glauben, so berichtet der New Scientist, sie litten an einer Glutenintoleranz – das sind mehr als 60 Millionen Menschen. Ein Drittel der amerikanischen Konsumenten denkt darüber nach, künftig ganz auf glutenfreie Lebensmittel zu setzen oder die Zufuhr dieses natürlichen Eiweißes aus Getreide zumindest zu reduzieren. Für die Hersteller glutenfreier Waren lohnt sich das: Im Jahr 2013 kauften US-Verbraucher derartige Lebensmittel im Wert von 10,5 Milliarden US-Dollar, Tendenz steigend. Und auch in Deutschland steigt der Umsatz mit solchen Produkten.

Dabei gibt es ein kleines Problem: Die Zahl der vermeintlich an Glutenintoleranz leidenden Menschen passt nicht so recht zu den Daten, die von der Wissenschaft zur Verfügung gestellt werden können. Kurz gesagt: Es sind zu viele, die eine solche Unverträglichkeit für sich reklamieren. Aber da auch Wissenschaftler Menschen sind, die an Erklärungen und liebgewonnenen Hypothesen hängen, springen sie den vermeintlich Lebensmittelintoleranten mit einem Kniff zur Seite: So wird die Existenz einer Art subklinischen Glutenintoleranz diskutiert. In anderen Worten bedeutet dies: Wenn die besten zur Verfügung stehenden Tests auf eine Intoleranz kein entsprechendes Ergebnis liefern, die Patienten sich aber trotzdem von Gluten beeinträchtigt fühlen und von einer Diät ohne dieses Eiweiß scheinbar profitieren, ja leiden sie dann nicht doch irgendwie an einer Intoleranz? Die Tests ergeben ein negatives Ergebnis, aber egal, der Patient ist trotzdem krank – so ließe sich das zusammenfassen.

An dieser Stelle soll nicht geurteilt werden, ob die Hypothese von der subklinischen Unverträglichkeit begründbar ist. Sie soll als Beispiel dienen, wie sehr Menschen an Aussagen und Vorstellungen kleben, auch wenn es große, gut begründete Zweifel daran gibt oder wenn sie gar bombensicher widerlegt wurden. Eine Begründung mit willkürlicher Kausalität ist dabei genau der Faktor, der solche Vorstellungen im Geist zementiert. Auch die Krankheitserklärungsmodelle von Patienten zeichnen sich durch Hartnäckigkeit aus. Einmal angenommen, kaum mehr abgelegt, da kann der Arzt noch so oft sagen, dass der Befund nicht dafür spricht!

Korrekturen von Diagnosen?
Nichts schwieriger als das

Sobald Menschen an eine Erklärung glauben, ist es sehr schwer, sie wieder davon abzubringen. Das demonstrierten zum Beispiel die Psychologen Hollyn Johnson und Colleen Seifert. Sie legten Probanden die Schilderung eines Lagerhausbrandes vor. Ein Kurzschluss habe das Feuer ausgelöst, hieß es darin. Die Situation sei schnell außer Kontrolle geraten, weil sich der Brandherd direkt neben einer Kammer befand, in der hochentzündliche Stoffe wie Lacke und Gasflaschen aufbewahrt wurden. Als die Flammen darauf übergriffen, sei die Lagerhalle kaum mehr zu retten gewesen. Später wurden die Teilnehmer des Experiments explizit darauf hingewiesen, dass der Unfallhergang falsch dargestellt worden sei. Zwar habe in der Tat ein Kurzschluss den Brand ausgelöst – doch seien keinesfalls Lacke und Gasflaschen in der Kammer neben dem defekten Elektrokasten gelagert worden. Der Brand habe auch so rasch auf das gesamte Lagerhaus übergegriffen.

Im folgenden Test fragten die Psychologinnen ab, ob sich die Probanden diese Informationen gemerkt hatten. Fast alle gaben an, dass weder Lacke noch Gasflaschen in der Kammer gewesen seien, wenn sie direkt danach gefragt wurden. Die Korrektur der Fehlinformationen war ihnen also im Gedächtnis geblieben. War das Problem damit aus der Welt? Mitnichten. Wurden die Teilnehmer zum Beispiel gefragt, warum es bei dem Brand eine starke Rauchentwicklung gegeben habe, antworteten viele von ihnen: »Weil Lack und Gasflaschen brannten.« Obwohl sie wussten, dass in der Kammer entgegen der ursprünglichen Schilderung weder

Lacke noch Gasflaschen lagerten, löschten sie die korrigierten Details nicht aus ihrem Gedächtnis, sondern präsentierten sie in ihren Aussagen als Tatsachen. Die Fehlinformation hielt sich hartnäckig im Bewusstsein.

Begründungen zu suchen, festigt Meinungen und koppelt sie von den Fakten ab. So könnte es sich auch im Fall der subklinischen Glutenintoleranz und anderen vermeintlichen Leiden verhalten. Es reicht nicht aus, eine Diagnose als falsch zu kennzeichnen oder einem Patienten zu sagen, seine eigenen Krankheitserklärungen seien falsch. Aber was tun? Es müssen Erklärungen geliefert werden, warum das Gegenteil der diskreditierten Informationen wahr ist. Der Brand im Lagerhaus und die Rauchentwicklung benötigen eine Ursache. Die Verdauungsprobleme nach einem Mahl mit Pasta, Weizenbrötchen und anderen glutenhaltigen Speisen benötigen eine alternative Erklärung. Wie das funktioniert, zeigen Studien, in denen fiktive Mordfälle vor Geschworenen verhandelt werden. Die Chance auf einen Freispruch steigt, wenn der Angeklagte nicht nur seine eigene Unschuld zu beweisen versucht. Er muss darüber hinaus einen anderen Täter und eine plausible Version des Tathergangs präsentieren. »Ich war es nicht«, reicht nicht aus. Stattdessen muss es heißen »Ich war es nicht. Es war XYZ. Und er hat das so gemacht.« Für Ärzte bedeutet das, sie sollten Patienten sagen: »Sie leiden nicht an dieser Erkrankung. Sie haben etwas anderes empfunden, das harmlos ist. Das kann folgendermaßen passieren.«

Diagnose im Internet

Wir reagieren automatisch auf Leiden: Zwickt es im Bauch oder schmerzt der Kopf, führt uns der erste Gedanke üblicherweise schon auf den Pfad der Erklärung. Es kommt einem rasch eine Idee dazu, was der Auslöser des Symptoms sein könnte. Und das ist der Weg, den wir üblicherweise weitergehen werden – auf der Suche nach Bestätigung für den ersten Verdacht. Vermuten wir das Schlimmste, dann empfinden wir auch Schlimmeres: Kopfschmerzen strecken einen eher nieder, wenn man ernsthaft als Ursache einen Hirntumor vermutet als die drei Gläser Wein vom Vorabend. Genauso wird es die Verstimmung der Verdauung verstärken, wenn man als Ursache eine Laktose- und Glutenintoleranz vermutet.

Der erste Arzt, den Patienten heute in der Regel kontaktieren, unterhält seine Praxis in Mountain View, Kalifornien. Dieser Doktor ist rund um die Uhr erreichbar. Er heißt Dr. Google und kennt auf jede Frage Tausende Antworten. Konsultieren wir das Internet auf der Suche nach einer Erklärung für unsere Leiden, begeben wir uns meist ohne Umwege ins elektronische Lazarett. Wenn Sie sich tüchtig erschrecken wollen, dann googeln Sie am besten Ihre Alltagssymptome.

Bei »Kopfschmerzen« zum Beispiel bietet das Internet folgende Ursachen an: Stress, Flüssigkeitsmangel, schlecht belüftete Räume, langes Sitzen vor dem Bildschirm, Wetterumschwünge, Schlafmangel, Rauchen, Alkohol oder Hormonschwankungen während des Zyklus (wenn Sie ein Frau sind).

Gut, das klingt jetzt alles noch harmlos. Aber versuchen wir es mit »chronischer Müdigkeit«. Die Ursachen, die das

Internet dafür vorschlägt, werden ihnen den Schlaf rauben und sie chronisch müde machen. Da bin ich mir sicher. Chronische Müdigkeit könnte demnach an einem oder mehreren dieser Gründe liegen: Bewegungsmangel, fett- und kalorienreiches Essen, Schlankheitsdiäten, Flüssigkeitsmangel, Übergewicht, Untergewicht, Magnesiummangel, Witterungseinflüsse, Unterkühlung, Stress, Überarbeitung, Unterforderung, Kummer, Sorgen in Beruf und Privatleben, Wachstum, Wechseljahre, Aufenthalt in schlecht gelüfteten Räumen, zu trockene Luft, arbeiten mit Giftstoffen.

Sind Sie noch wach? Gut, weiter geht es, denn das war noch längst nicht alles. Wenn Sie öfter mal müde sind, könnte das auch an diesen Gründen liegen: Burn-out-Syndrom, Depressionen, Angststörungen, Essstörungen, Parkinson, multiple Sklerose, Demenz, Migräne, Grippe, Pfeiffersches Drüsenfieber, Herpes-Zoster-Infektion, Blutarmut, Herzerkrankungen, Lungen-, Nieren- oder Leberleiden, Nahrungsmittelunverträglichkeiten, Hormonstörungen, Diabetes, rheumatoide Arthritis, Sjögren-Syndrom und und und. Suchen Sie sich etwas aus, aber kommen Sie nicht auf die Idee, Sie hätten vielleicht nur zu wenig geschlafen, das ist banal. Und denken Sie daran: Sobald wir uns auf eine Ursache für eine Beeinträchtigung eingeschossen haben, dient jede weitere Beobachtung als Beweis – und wir verwandeln uns in Patienten.

Leichtfertige Diagnosen fordern ihren Tribut. Beim Einkaufen im Biomarkt ist mir zum Beispiel der Flyer einer Kinesiologin in die Hand gefallen, die einen kinesiologischen Nahrungsmitteltest anbietet. Zehn Nahrungsmittel zu testen kostet 45 Euro, 20 gibt es für 60 Euro, und für 75 Euro prüft die Dame gleich 30 Nahrungsmittel. Da wird schon etwas dabei sein, was die Bauchschmerzen erklärt, wegen dener man überhaupt in eine Praxis wie diese gegangen ist.

Der Test sieht mit einiger Wahrscheinlichkeit so ähnlich aus wie jener, den der serbische Tennisprofi Novak Djokovic absolviert hat. Kinesiologen stellen Muskeln nämlich Fragen, so sagen sie zumindest. Das sieht so aus: In die eine Hand nimmt der Patient in spe ein Lebensmittel und streckt den anderen Arm waagerecht aus. Der Kinesiologe versucht dann, den Arm niederzudrücken und schließt aus dem Widerstand des Patienten, ob diesem das Lebensmittel gut tut oder nicht. Den Tennisprofi Djokovic hat das Verfahren überzeugt: Seit er mit einer Scheibe Brot in der Hand wenig Widerstand gegen die Kraft (und die Suggestion) des Therapeuten leisten konnte, glaubt er daran, an einer Glutenintoleranz zu leiden. Der Test der Kinesiologen verfügt zwar über keinerlei Aussagekraft – er bietet Menschen jedoch eine Erklärung. Eine Erklärung, an die sie mit hoher Wahrscheinlichkeit glauben werden und die sie zu Kranken macht. Das alles, weil wir Menschen so süchtig nach Kausalitäten, Erklärungen und Ursachen sind.

Aufmerksamkeit tut weh

Es ist unmöglich, einen Tag zu verbringen, an dem unsere Aufmerksamkeit nicht auf ein Gesundheitsthema gelenkt wird. Ständig sorgen wir uns, beugen vor, achten auf uns – und geben Unsummen aus, um vermeintlich gesunde Dinge zu. Krankheitsängste und Gesundheitssorgen stellen den Einstieg in erhöhte Selbstbeobachtung dar und bereiten den Boden für die Entwicklung unklarer Symptome. Wer sich bespiegelt, dem fallen plötzlich ganz alltägliche Körperempfindungen auf: eine leichte Benommenheit, kalte Hände, ein erhöhter Puls. Sind das nicht die Zeichen? Sich mit Sorge zu beobachten, verleiht solchen Empfindungen negative Bedeutung. Dabei sollten sie gar keine Bedeutung haben, schon gar keine Angst auslösen. Befinden wir uns in einem ständigen Alarmzustand, dann richten wir unsere Aufmerksamkeit automatisch auf uns und das Hintergrundrauschen unseres Körpers. Und dort finden unsere Sorgen neue Nahrung, denn irgendwas ist immer.

Der Gesundheitspsychologe Keith Petrie befragte einmal in einer repräsentativen Stichprobe 1000 Bürger Neuseelands, welche Symptome sie in den vergangenen sieben Tagen erlebt hatten. Das häufigste Alltagsleiden waren Rückenschmerzen, die knapp 40 Prozent der Befragten in der Woche zuvor mindestens einmal an sich beobachtet hatten. Ansonsten berichteten die Probanden von Müdigkeit, Schlappheit, Kopfschmerzen, Symptomen an der Nase, Gelenkschmerzen, Schlafproblemen, Husten, Muskelschmerzen, niedrigem Blutdruck, Irritationen des Magens, Hautreizungen, Konzentrationsschwierigkeiten, Trockenheit im Mund, Unruhe beziehungsweise Anspannung, Antriebslosigkeit, depressiven Verstimmungen, Atemschwierigkeiten und Aufgeregtheit. Andere Erhebungen haben ergeben, dass jeder Erwachsene etwa an einem von vier Tagen von Symptomen berichtet, die sich als Krankheitszeichen deuten lassen.

Irgendwas ist immer. Kaum jemand beobachtet überhaupt keine besorgniserregenden Zustände und Körpersignale an sich.

Wenn man seinen Fokus erst einmal auf einen Reiz wie ein Zwicken oder ein Geräusch gerichtet hat, dann lässt sich dieser nur noch sehr schwer unterdrücken. Solche nerven-aufreibenden Episoden beginnen oft mit einem Satz wie »Hast du das auch gehört?« Dann fragt man noch doof »Was denn?«, und schon drängt sich das seltsame Brummen auch in den Gehörgang. Der Kühlschrank produziert Geräusche, die bis ins Wohnzimmer zu hören sind. Der Kasten in der Küche brummt und summt offenbar schon eine Weile vor sich hin, aber bisher hat das Buch die Aufmerksamkeit gefes-selt und den Nervensägen-Kühlschrank ferngehalten. Aber von dem Moment an, in dem das störende Geräusch sich in den Vordergrund der Wahrnehmung gedrängelt hat, lässt es sich kaum mehr zurück in die blinden Flecken der Wahrneh-mung verbannen. Wie ein Tinnitus hockt das Brummen jetzt im Gehirn und sägt an den Neuronen.

Wer Pech hat, liegt gerade im Bett und war fast eingeschla-fen, als sich das Tropfen der Dusche an den Sperrwerken der Wahrnehmung vorbeigemogelt hat. Manchmal passiert es auch, dass man sich in einem Restaurant unwillkürlich in das Gespräch am Nachbartisch einklinkt. Der Anlass bleibt meist unklar. Manchmal liegt es daran, dass nebenan etwas erzählt wird, das man selbst für großartigen Blödsinn hält – und schwupps sitzt man den Tischnachbarn mit den Ohren auf dem Schoß, ohne das zu wollen.

Die Art, wie Geräusche, Ängste oder Gedanken plötzlich auftauchen, ähnelt der Art, wie sich Symptome plötzlich in den Vordergrund schieben. Wenn das Zwicken im Brustkorb einmal die Schwelle ins Bewusstsein überwunden hat, dann fällt es sehr, sehr schwer, diese Empfindung wieder zu unter-drücken.

Sind wir vielleicht doch alle krank? Nein, bestimmt nicht, wir richten nur so viel Aufmerksamkeit auf unsere Gesundheit, dass wir diese Zeichen nicht nur registrieren; sondern wir verleihen leichten Kopfschmerzen oder einem normalen Bauchgrimmen auf diese Weise viel Beachtung und Bedeutung. »Man ist nicht mehr bereit, so etwas einfach hinzunehmen«, sagt der Psychologe Paul Enck von der Universität Tübingen. Wir dürsten in solchen Fällen nach Erklärungen und wollen nicht hören, dass so etwas normal sein könnte. Als Erklärungen drängen sich unzählige Informationen auf, die aus dem Komplex des Krankheitswahns auf uns einprasseln und durch die Medien, das Internet und die Öffentlichkeit schwirren.

DIE NATUR HAT IMMER RECHT:
Warum Chemie böse und Bio gut ist

Vorsicht Dihydrogenmonoxid!

Die Industrie setzt auf diesen Stoff, weil er ein billiges und leicht verfügbares Lösungsmittel ist. Außerdem darf die Substanz selbst in konzentrierter Form ins Abwasser eingeleitet werden. Auch die Atomindustrie setzt auf Dihydrogenmonoxid und nutzt die Verbindung zum Betrieb ihrer Kernkraftwerke. Trotzdem wird der Umgang mit DHMO oder Hydroxylsäure, wie die Substanz auch genannt wird, kaum reguliert. Die Behörden weigern sich, wenigstens die Menge DHMO zu ermitteln, die täglich als Abwasser in die Kanalisation eingespeist wird. Steckt da eine grundsätzliche Verweigerungshaltung dahinter? Schließlich existiert bisher keine Substanz, mit der sich DHMO in Kläranlagen aus dem Abwasser filtern ließe. Da ist es wohl besser, das Ausmaß des Problems gar nicht erst festzustellen – sonst gerieten die Behörden wohl unter politischen Druck.

Doch es ist geboten, aktiv zu werden: Bei Dihydrogenmonoxid handelt es sich um eine gefährliche Substanz. Die Liste der Schäden für Mensch, Natur und Umwelt ist lang. Schon kleine Mengen DHMO einzuatmen, führt beim Menschen zum Tod. Tatsächlich werden jährlich weltweit Tausende Todesfälle ohne Zweifel der Substanz zugeordnet. Längerer Hautkontakt zieht sichtbare Veränderungen des

Gewebes nach sich, und in seinem gasförmigen Zustand kann DHMO schwere Verbrennungen hervorrufen. Sogar in Krebsgeschwüren wurde die Verbindung nachgewiesen. Dihydrogenmonoxid macht darüber hinaus stark körperlich abhängig. Süchtige auf Entzug sterben binnen 168 Stunden. Das Zeug ist tückisch, es riecht und schmeckt nicht und ist in seiner Reinform farblos. Auch die Umwelt leidet unter Hydroxylsäure. Der Stoff beschleunigt Bodenerosion, trägt zur globalen Erwärmung bei, ist Trägersubstanz anderer Toxine und Bestandteil sauren Regens. Trotzdem fehlt DHMO auf offiziellen Listen gefährlicher Stoffe.

Bei Dihydrogenmonoxid handelt es sich um ein einfaches Molekül. Es besteht aus zwei Wasserstoff- und einem Sauerstoffatom. Klingelt es? Sie haben es längst geahnt oder den Bluff sofort durchschaut: Bei Dihydrogenmonoxid handelt es sich um nichts anderes als Wasser, um $H2O$. Die lebenswichtige Substanz lässt sich chemisch korrekt auch als Dihydrogenmonoxid, als Hydroxylsäure oder Dihydrogenether bezeichnen. Und mit diesen Bezeichnungen bekommt das gleich einen ganz anderen Klang, als würde sich Wasser zu Gift wandeln.

Die Liste der Gefahren durch Wasser ist zwar irreführend formuliert, aber inhaltlich korrekt. Wer Wasser einatmet, der ertrinkt – und dieses Schicksal ereilt jährlich Tausende Menschen. Wasserdampf kann hässliche Verbrennungen hervorrufen, und dass Wasserentzug bei Süchtigen (uns allen) zum sicheren Tod führt, ist auch eine Binsenweisheit: Ohne Wasser verdursten wir. Und ja, ohne Wasser gibt es keinen sauren Regen. Regen trägt wiederum zu Erosion bei, und auch die Industrie kann ohne das billige Lösungs-, Reinigungs- und Kühlmittel Wasser nicht auskommen. Also, was soll das Ganze?

Der DHMO-Spaß kursiert seit vielen Jahren durch die analoge Welt und das Internet – und er funktioniert immer wieder. Er zeigt, wie phobisch Menschen auf alles reagieren, das nach Chemie klingt, das wir für synthetisch und künstlich halten. Wir ängstigen uns vor allem Künstlichen und halten hingegen alles für gut, was als natürlich, naturbelassen, ökologisch oder biologisch gilt. Beides ist falsch. Weder ist alles synthetisch Hergestellte, das komplizierte Namen trägt, automatisch schädlich, noch ist alles gesund und harmlos, was die Natur hervorbringt.

Doch der Mensch verklärt die Natur und verachtet die Industrie. Das beeinflusst die Wahrnehmung von Risiken für die Gesundheit. Es wirkt sich auf Krankheitsvorstellungen aus, spornt unrealistische Ansprüche an die Medizin an und verleitet zu Entscheidungen, die oft ein höheres Risiko mit sich bringen als jenes, das eigentlich vermieden werden soll. Der sogenannte Synthetic-Risk-Bias, wie manche Risikoforscher die Verklärung des Natürlichen und die Dämonisierung des Künstlichen nennen, trägt wesentlich dazu bei, eine Gesellschaft im Krankheitswahn zu verunsichern.

Von Engeln und Teufeln

Komplizierte Begriffe verunsichern uns – besonders wenn sie nach chemischen Verbindungen klingen. Das hat der DHMO-Scherz vielfach demonstriert. Zum ersten Mal sprudelte der Wasserwitz wahrscheinlich 1983 in die Welt, als eine Zeitung in den USA zum 1. April seine Leser verunsicherte (oder amüsierte), als die Redakteure schrieben, dass Dihydrogenmonoxid in den Wasserleitungen der Stadt gefunden worden war. Schwung nahm der Spaß dann mit Erfindung des Internets auf. Diverse Webseiten verbreiteten die Meldung, sogar bereits in der Internetsteinzeit im Jahr 1994 warnte eine Webseite vor den fiesen Wirkungen von DHMO.

Satirische Bürgerinitiativen gründeten sich, die alle für ein Verbot der gefährlichen chemischen Verbindung plädierten. Oft genug fanden sie Menschen, die auf den Scherz hereinfielen, weil sich die Substanz so kompliziert und chemisch anhörte und alles Chemische ja irgendwie gefährlich ist. In Neuseeland fiel mindestens ein Parlamentsabgeordneter auf den Scherz herein, in den USA blamierte sich ein TV-Sender, der die Geschichte für bare Münze nahm. Regelmäßig werden elektronische Petitionen an Regierungen gestartet, die ein Verbot von DHMO fordern. Auf einer Webseite, die Kandidaten für die Parlamentswahl in Finnland 2011 vorstellte, blamierten sich reihenweise die Abgeordneten in spe: 49 Prozent der Kandidaten stimmten der Aussage zu, dass der Gebrauch von »Hydroxylsäure«, auch bekannt als »Dihydrogenmonoxid«, eingeschränkt und kontrolliert werden sollte.

Was sollte man auch sagen, wenn einem das Begriffsungetüm Dihydrogenmonoxid nichts sagt und man gerne ins finnische Parlament gewählt werden möchte? Man verlässt sich auf sein Gefühl und erklärt, dass diese Substanz schärfer kontrolliert und reguliert werden sollte. Denn das Gefühl sagt einem eindeutig: Das kann nichts Gutes sein. Sollen Menschen etwa in Befragungen angeben, welche Stoffe sie für besonders gefährlich halten, dann tauchen in den Antworten stets synthetische Substanzen und Produkte der Industrie auf. Künstliche Risiken beunruhigen uns mehr als natürliche. Wir übertreiben die Gefahren durch menschengemachte Stoffe und unterschätzen die Tücke natürlicher Substanzen.

Tatsächlich entzünden sich viele Sorgen um die Gesundheit an Dingen, die als künstlich, technisch oder chemisch wahrgenommen werden. Das zeigt auch eine repräsentative Befragung von etwa 2500 Deutschen, die Mediziner um Winfried Rief von der Universität Mainz und Elmar Brähler zu Gesundheitsängsten vorgelegt haben. Die Sorgen der Bürger richteten sich vor allem auf gentechnisch hergestellte Lebensmittel, auf Pestizide im Essen, auf Nahrungsmittelzusätze, auf Luftverschmutzung, die Zerstörung der Ozonschicht, auf Zahnfüllungen aus Amalgam oder Antibiotikarückstände in tierischen Produkten. Lediglich sechs Prozent der Stichprobe lebte offenbar ein gänzlich sorgenfreies Leben, zumindest was ihre Erwartung und Einstellung zu ihrer Gesundheit anging. Alle anderen berichteten von teils gravierenden Ängsten, die sich auf Vorstellungen einer bedrängten Natur beziehen.

»Heute, zu Beginn des 21. Jahrhunderts, hat der weit verbreitete Argwohn der Menschen gegenüber der Moderne ihr eigenes Empfinden von Gesundheit zerrüttet«, schreibt der neuseeländische Gesundheitspsychologe Keith Petrie von der Universität Auckland im *British Medical Journal.* Als Nebenwirkung der Moderne wähnen die Menschen überall Krebsgefahren, die von Chemikalien, Pillen, Strahlung und anderen Nebenprodukten des Wachstumswahns herrühren und vergessen zum Beispiel das radioaktive Radongas, das in ihrem Keller auf natürliche Weise dem Boden entweicht. Die Berichterstattung in den Medien wird von Beiträgen über die angeblichen, künstlichen Auslöser von Krebserkrankungen dominiert. Und auch sonst treten Chemikalien regelmäßig in der

Rolle des Superschurken auf. Die Bösewichte am öffentlichen Pranger hören auf Namen wie Dioxin, PCBs, Phtalate, Bisphenol A oder andere Namen, die unschuldige Zungen verknoten.

Keine Frage, diese Substanzen stellen oft eine Gefahr dar – wenn sie in der entsprechenden Menge vorliegen. Das Problem sei jedoch, dass sie die öffentliche Diskussion dominieren, beklagt Ortwin Renn, während die konkreten gesundheitlichen Auswirkungen dieser Stoffe in den entsprechenden Statistiken nicht abzulesen sind, weil sie zu gering oder nicht vorhanden seien. Bei akuten Vergiftungsfällen, so argumentiert der Risikoforscher, tauchten diese Substanzen überhaupt nicht auf. Stattdessen würden die Statistiken von Viren, Bakterien und Stoffen wie Alkohol angeführt. Viele Substanzen mit komplizierten Namen nehmen also viel mehr Aufmerksamkeit in Anspruch, als ihnen qua Gefährlichkeit zustünde: Wir fürchten uns vor Phtalaten und vergiften uns stattdessen mit Salmonellen.

Ist das alles die Schuld schlecht informierter Laien und sensationslüsterner Journalisten? Nein, auch Behörden und Wissenschaft überschätzen das Risiko der synthetischen Stoffe gewaltig, wie etwa der Statistiker Kip Viscui beobachtet hat. Der Forscher wählte einmal 51 toxische Stoffe aus, wie sein Kollege Walter Krämer von der Universität Dortmund berichtet, und platzierte diese auf Grund ihres TD50-Wertes in einer Hitparade des Todes. Dieser Wert spezifiziert die toxische Wucht einer Substanz und ergibt sich durch einen komplexen Prozess. Die TD50-Dosis bezeichnet jene Menge Gift pro Kilogramm Körpergewicht, bei der die Hälfte aller Lebewesen stirbt, die jener Menge täglich ausgesetzt ist. Verstanden? Nun, die TD50-Dosis gilt als gute Kenngröße, um die Gefährlichkeit einer Substanz zu ermitteln.

Der Statistiker Kip Viscui brachte die Stoffe in einer Rangreihenfolge der Toxizität und machte sich dann an den nächsten Schritt seiner Studie: Er überprüfte, wie scharf die Stoffe gesetzlich reglementiert waren. Die Erwartung eines halbwegs rationalen Beobachters sollte lauten: Der Zugang zu Giften und der Umgang damit sollten danach geregelt werden, wie gefährlich diese sind. Doch Kip Viscui staunte, dass die Größe des Risikos durch eines der Gifte kaum eine Rolle für die Schärfe der Regulierungen spielte. Ein anderer Faktor schon: Nämlich die Frage, ob die Substanz künstlich oder natürlichen Ursprungs war. Die synthetischen Stoffe wurden meist mit schärferen Regulierungen belegt. Nicht das objektiv messbare Risiko spielte eine Rolle, sondern das Ausmaß der Angst der Menschen. Und die Menschen haben eben besonders Angst vor allem, was nach künstlichen Chemikalien klingt.

In den Alltag übersetzt, offenbart sich die Abscheu vor künstlichen Stoffen meistens im Zusammenhang mit Lebensmitteln. So etwa an einem absurd warmen, herrlichen Sonntagnachmittag im späten Oktober. Ich war mit meiner Frau bei einem Freund zum Geburtstag eingeladen. Wir saßen in T-Shirts im Garten, und es war viel zu warm. Die nahen Alpen standen grün und ohne Schneehauben am Horizont. Der Spaziergang durch das Dorf, nicht weit entfernt vom Südzipfel des Starnberger Sees, führte vorbei an Bio-Bauernhöfen, Weiden und Teichen. Den Durst nach dem Gang durch die Idylle stillten wir mit Cola – ohnehin ein Getränk, dem nichts, aber auch gar nichts Gutes zugetraut wird. Eine der Besucherinnen des Geburtstagsfestes nahm eine Flasche in die Hand, studierte das Etikett, auf dem die Inhaltsstoffe dieser Cola aufgelistet waren.

»Das ist auch so eine Chemiebrühe«, sagte sie verächtlich und las vor. »Glukose-Fruktose-Sirup, Zucker, Kohlensäure, Farbstoff E 150 d, Säurungsmittel Phosphorsäure und so weiter.« Mit vielen dieser Angaben ist oft kaum etwas anzufangen. Man hat ja keine rechte Ahnung, was sich dahinter verbirgt und wie viel von dem Zeug drin ist. Bei Cola geht man davon aus, dass die Plörre im Wesentlichen aus Zucker besteht, und mit etwas Glück befindet sich auch noch ein bisschen Dihydrogenmonoxid darin, also Wasser. Aber wann immer einer dieser Zusätze aufgelistet wird, der mit der Bezeichnung E beginnt, ist eines gewiss: Das ist nicht gut, das ist irgendwie künstlich – also Chemiebrühe.

Manche Menschen scannen diese Inhaltsangaben lediglich auf der Suche nach ihrem Lieblingstoxin. Der Süßstoff Aspartam ist so ein Kandidat. Der Begriff klingt fies, und wer sich ein wenig in die Untiefen des Anti-Aspartam-Kosmos begibt, der lernt schnell, dass dieser Begriff der Zusammenschluss von drei noch hässlicheren Wörtern ist: Der Süßstoff – auch unter der Bezeichnung E 951 bekannt – wird aus Methanol, Phenylalanin und Asparaginsäure hergestellt. Das klingt mehr nach Seveso als nach Limonade. In gesundheitsbesorgten Kreisen gilt Aspartam als Nervengift, als krebserregend und Auslöser vieler weiterer Leiden. Eine kurze Kostprobe des Schreckens gefällig? Aber nur eine ganz kurze: Gedächtnisverlust, Epilepsie, Depressionen, Verlust des Hörvermögens, Alzheimer, Multiple Sklerose und vieles an Siechtum mehr.

Das alles schreiben besorgte Menschen dem Süßstoff Aspartam zu und garnieren dies mit Verschwörungstheorien, in denen finstere Mächte vorkommen, die einst die Zulassung des Stoffes trotz grober Risiken in den USA und dem

Rest der Welt durchgedrückt hätten. Aussagekräftige Studien dazu fehlen, es reicht aber, dass der Begriff Süßstoff bereits als künstlich wahrgenommen wird und Aspartam auch nicht klingt, als könne man das Zeug von Bäumen pflücken. Weil der Süßstoff in etwa 5000 Light-Produkten steckt und weltweit von mindestens 250 Millionen Menschen regelmäßig verzehrt wird, bietet er sich als Zielscheibe von Gesundheitsängsten an: Er ist allgegenwärtig und alleine dadurch ein Symbol für Globalisierung und industrielle Lebensmittel – fertig ist das Gerücht vom Bösewicht.

Die Chiffre des Künstlichen, Synthetischen funktioniert zuverlässig: Um eigene Behauptungen zu stützen oder um Produkte zu verkaufen, werden Lebensmittel oder medizinische Eingriffe als unnatürlich diskreditiert. Die beiden amerikanischen Autoren William Davis und David Perlmutter, die in ihren Büchern Weizen für alle modernen Leiden unter der Sonne verantwortlich machen, berufen sich immer wieder auf eine Aussage: Moderner Weizen habe mit der ursprünglichen, natürlichen Form dieses Getreides nichts mehr gemein. Die modernen Hochleistungsgewächse seien gefährliche, künstliche Züchtungen.

Entsprechende Studien, die die Inhaltsstoffe von historischen und modernen Weizensorten vergleichen, finden keine Belege für diese Behauptungen. Aber es reicht schon, Assoziationen von industrieller Landwirtschaft, von Gentechnik und Lebensmittelkonzernen zu wecken, um diese Behauptung mit Glaubwürdigkeit aufzuladen. Und schon steht auch ein Weizenbrot in der Schurkenecke und gilt als unnatürlich, als künstlich und deswegen schädlich. Milchverächter wiederum erklären, dass es unnatürlich sei, Milch zu trinken. Schließlich nehme kein anderes Säugetier als der

Mensch im Erwachsenenalter noch Milch zu sich, sagen sie dann. Anhänger der Steinzeit- oder Paläodiät wiederum postulieren, dass der Mensch einst vor allem Fleisch gegessen habe und die moderne Ernährung mit Kohlenhydraten und Co unnatürlich sei. Impfgegner nutzen das gleiche Argument und behaupten, dass es dem Immunsystem größere Kraft verleihe, die Krankheit auf natürliche Weise durchzumachen, statt sich das künstliche Vakzin spritzen zu lassen. Das Argument von der Natürlichkeit lässt sich auf so gut wie jede Lebenslage anwenden, es ist so beliebig wie inhaltsleer. Das wahre Gift der Moderne ist jedoch ein anderes: Die ständige Angst vor ihren Produkten und Begleiterscheinungen.

Wir brauchen einen Schuldigen

Warum übertreiben wir systematisch unsere Angst vor allem, was irgendwie »chemisch« klingt? Die derart hergestellten Stoffe unterscheiden sich schließlich durch nichts von ihren natürlichen Ursprüngen. Die meisten Substanzen, die wir im Haushalt nutzen oder als Medikament anwenden, haben ihren Ursprung in der Natur und kommen auch in freier Wildbahn vor. Der größte Unterschied besteht darin, dass die Verbindungen in der Natur meist nicht in ihrer Reinform vorliegen, sondern Freunde dabei haben: Man findet sie in Kombination mit anderen Substanzen.

Wo ist also das Problem? Ortwin Renn berichtet in seinem Buch »Das Risikoparadox« von einer Pressekonferenz am Bundesinstitut für Risikoforschung, als im Jahr 2002 auf Grundlage einer Studie aus Schweden Panik vor Acrylamid in Lebensmitteln ausbrach. Der Stoff steht im Ruf, Krebs zu erregen und war in Pommes frites, Kartoffelchips, Knäcke-brot und anderen Lebensmitteln entdeckt worden. Auf der Berliner Pressekonferenz stellte einer der anwesenden Journalisten die Frage, ob Acrylamid ein natürlicher Stoff sei oder ob die Substanz von der Nahrungsmittelindustrie als Zusatzstoff in Lebensmittel gemischt werde. Die Antwort frustrierte die Pressevertreter offenbar, viele von ihnen verließen danach den Raum. Warum? Weil Acrylamid ein natürlicher Stoff ist, der bei der Erhitzung von Stärke entstehen kann. Und weil diese Geschichte nicht reißerisch genug ist, jedenfalls nicht so reißerisch wie die von der finsteren Lebensmittelindustrie, die ihre Kunden im Namen des Profits mit künstlichen Zusätzen vergiftet.

Diese Denkweise pflegen nicht nur zynische Pressevertreter, die meisten Menschen neigen dazu, so zu empfinden. Aus dem einfachen Grund, dass in uns ein großes Bedürfnis schlummert, im Unglücksfall einen Schuldigen zu benennen. Die moralische Kategorie Schuld kommt in der Natur allerdings nicht vor. Bei Erdbeben, Vulkanausbrüchen oder eben natürlichen Giften existiert kein Verantwortlicher, der zur Rechenschaft gezogen werden könnte. Gut, immer wieder erklären Fundamentalisten verschiedener Religionen, dass Erdbeben, Tsunamis oder andere Naturkatastrophen über den Menschen gekommen seien, weil dessen unmoralisches Treiben den jeweiligen Gott erzürnt habe. Das sagt wenig über Religion und viel über das Bedürfnis des Menschen nach einer klar benannten Ursache aus. So ist es auch im Fall natürlicher und künstlicher Gifte: In einem Fall lässt sich niemand zur Rechenschaft ziehen, im anderen muss wenigstens eine Firma existieren, die das üble Zeug hergestellt hat. Dieser Umstand liefert eine Begründung für ein

Unglück, die auch kognitiv attraktiv ist – also den menschlichen Geist befriedigt.

Natürlichkeit oder Verarbeitungsflüssigkeit

In einem Beitrag für das amerikanische Internetmagazin Slate wies die Bloggerin und Chemikerin Michelle Francl-Donnay vom Bryn Mawr College im Februar 2013 darauf hin, dass ein weiterer Mechanismus eine Rolle bei der Chemophobie spielt, die sogenannte Verarbeitungsflüssigkeit. Dieser Begriff aus der Psychologie bezeichnet die Leichtigkeit, mit der Menschen Informationen verarbeiten. Je leichter es ihnen fällt, eine Aufgabe zu lösen oder einen Text zu lesen, desto eher ruft dies positive Gefühle hervor. Diese erzeugen ein Gefühl von Wahrheit. Mit anderen Worten: Alles, was leicht zu verstehen ist, wird von Konsumenten tendenziell geglaubt. Der Effekt der Verarbeitungsflüssigkeit ist in zahlreichen Studien gut belegt.

Michelle Francl-Donnay glaubt, dass dies auch zur verbreiteten Chemophobie beiträgt. Sie kommentierte in ihrem Blog-Beitrag eine Geschichte aus dem Magazin der *New York Times.* Deren Autorin schilderte ihre Odyssee mit ihrem an Rheuma erkrankten Sohn. Irgendwann setzte sie dessen Medikamente ab und vertraute stattdessen auf ein Pulver aus der Traditionellen Chinesischen Medizin (TCM), das sich Vier-Wunder-Mittel nannte. Die Medikamente, die der Junge vorher eingenommen hatte, trugen hingegen Namen wie Methotrexat. Michelle Francl-Donnay argumentiert, dass die unterschiedliche Verarbeitungsflüssigkeit die positive Einstellung zu dem TCM-Präparat fördere, während die schwierige Bezeichnung für die Medikamente eher eine negative Haltung dazu befeuert.

Dass auch das TCM-Mittel Substanzen enthält, die hässliche Bezeichnungen tragen wie Quercetin, Berberin oder Achyranthine, sei hinter dem schönen Namen erfolgreich verborgen. Die Chemikerin plädiert deshalb dafür, Rheumamittel wie Methotrexat umzubenennen. Dieses trägt auch die Bezeichnung Amethopterin, die sich aus den griechischen Begriffen für Wein (Meth) und für Federn (Pterin) herleitet. Würde das Mittel als »Geist der Federn« statt Methotrexat vermarktet, könnte es vielleicht mit dem Vier-Wunder-Mittel konkurrieren. Und Salicylsäure – der Wirkstoff in Aspirin – ließe sich als Extrakt der Weidenrinde bezeichnen, denn daraus wurde sie einst gewonnen.

Es muss nur der richtige Name sein, dann lässt sich sogar ätzender Haushaltsreiniger als Wundermittel verkaufen. Der ehemalige Scientologe Jim Humble führt vor, wie es geht. Der Mann tourt durch die Welt und verkauft eine Substanz, die er »Miracle Mineral Supplement« nennt, kurz MMS. Die Versprechen rund um die Flüssigkeit sind enorm und sollten alleine misstrauisch stimmen: Mit MMS ließen sich, so behauptet er, Malaria, Krebs, Multiple Sklerose, Autismus, Alzheimer sowie mindestens 80 Prozent aller bekannten Krankheiten heilen.

Dabei handelt es sich nicht nur um überzogene Behauptungen, sondern um gemeingefährlichen Unfug, denn bei dem Wundermittel mit dem magischen Namen handelt es sich um Chlorbleiche. Verkauft wird das Zeug in der Regel als Set, das aus Natriumchlorit und Zitronensäure besteht – hier lauert übrigens ein kleiner Stolperstein, denn Natriumchlorit verwechseln viele mit Natriumchlorid (mit D), das gewöhnliches Kochsalz ist. Mischen die Anwender Natriumchlorit (mit T) mit der Zitronensäure, entstehen Chlordioxid und außerdem Chlorat sowie weitere Nebenprodukte. Chlordioxid wird unter anderem in der Textilindustrie eingesetzt, um Stoffe zu bleichen. Chlorate spielten einst eine Rolle als Explosivstoffe und wurden als Pflanzenschutzmittel eingesetzt. Das klingt gefährlich und ist es auch, weswegen Heiler, Heilpraktiker und Ärzte, die dieses Zeug empfehlen, stets angeben, dass die Anwender das auf eigene Gefahr und Verantwortung täten.

Die gläubigen Kunden trinken ihr ätzendes Chlordioxid dennoch, sie spülen damit ihren Mund und verabreichen es sich oder ihren Kindern als Einlauf – und schwören darauf. In den USA, Kanada, Frankreich, Deutschland und anderen Ländern warnen die Behörden ausdrücklich, das Mittel zu medizinischen Zwecken anzuwenden. Zu den Nebenwirkungen zählen Übelkeit, Erbrechen, Nierenfunktionsstörungen, abgetötetes Gewebe und vieles mehr. Doch die Anwender ficht das nicht an, sondern bestärkt sie in ihrem Glauben: Vermarktet wird das MMS mit der alten Leier von der fiesen Pharmaindustrie, die diesen Wunderstoff angeblich unterdrücke, weil damit kein Geld zu verdienen sei.

Der Chlordioxid-Apostel Jim Humble beweist hingegen das Gegenteil: Man kann mit MMS sehr wohl sehr reich werden, selbst wenn man es nicht direkt verkauft, sondern nur Bücher, Vorträge oder Seminare zum Thema verhökert. Und man kann ein übles Gift als Allheilmittel und zur Förderung der natürlichen Gesundheit vermarkten, wenn man ihm nur den richtigen Namen gibt und komplizierte chemische Bezeichnungen hinter wohlklingenden Worthülsen verbirgt – dann klingt selbst Chlordioxid irgendwie sanft und natürlich.

Die Natur als Popstar

Galten vor der Industrialisierung im 18. Jahrhundert viele Naturerscheinungen wie etwa Berge noch als lebensgefährliches und furchteinflößendes Terrain, so wurden sie mit der Modernisierung immer mehr zu Sehnsuchtsorten. Der Aufstieg der Natur zum Popstar begann: In Anbetracht qualmender Schornsteine entwickelten immer mehr Europäer eine neue Affinität zur Natur.

Dennoch blieb die Bewegung der Naturromantiker ein Spielfeld elitärer Utopisten. Erst mit dem Aufstieg der Umweltbewegung in den Jahrzehnten nach dem Zweiten Weltkrieg, strahlten die Inhalte der Naturverehrer aus dem vergangenen Jahrhundert nach und nach in den gesellschaftlichen Mainstream. In der Phase des Wirtschaftwunders stellte die Umweltproblematik zunächst ein ganz praktisch relevantes Politikfeld dar. Die Verschmutzungen dieser Zeit waren noch sinnlich wahrnehmbar. Smog, Entwaldung, dreckiges Wasser und verseuchte Flüsse waren auch für die wirtschaftliche Entwicklung ein Hemmnis. Diesen Umweltproblemen wollte man nicht tatenlos zusehen, besonders da das Leben in seiner materiellen Dimension immer angenehmer wurde, da wollte man nicht in verdreckter Umgebung leben müssen. Wohlstandsgesellschaften verlangten mit steigendem Reichtum schlicht auch eine halbwegs intakte Umwelt. Was in Zeiten der Armut noch tolerierbar war, stieß nun auf wachsende Kritik – was letztlich den Aufstieg der Umweltbewegung anschob, die sich auf bestehende Inhalte etwa der Lebensreformbewegung berufen konnte.

Die Gefahren der neuen Zeit gewannen hingegen eine neue Qualität: Die Problematik oberirdischer Atomtests und dem damit verbundenen Fallout, die Debatte um das weltweit eingesetzte Pestizid DDT und ähnliche Herausforderungen, die von den 1960er-Jahren an wahrgenommen wurden, weiteten Umweltprobleme in die Sphäre des Allgegenwärtigen, nicht mehr sinnlich Wahrnehmbaren aus. Seither fürchten sich Menschen vor anonymen Mächten, verborgenen Giften – nicht mehr nur ein smogverhangener, auch ein blauer Himmel konnte nun Ängste auslösen. Seither grübeln wir über schleichende Vergiftungen, verborgene Krebsgefahren, Mutationen und prangern die Arbeit finsterer Konzerne an.

Auf Herausforderungen reagierten die Menschen genau wie ihre Vorgänger im 19. Jahrhundert: mit einer neuen Welle der Naturverklärung, die nun jedoch mit Wachstums- und Konsumkritik angereichert wurde. Seit den 1980er-Jahren strahlte die Anziehungskraft des Ökologischen immer weiter in die gesellschaftliche Mitte aus. Die neu belebten und aktualisierten Ideen der Lebensreformbewegung inspirierten nun nicht mehr nur wenige Menschen, sondern breite Bevölkerungsschichten. Immer mehr Menschen sehnen sich seither nach einem Zurück-zur-Natur, das sie in gesundheitsbewussten Lebensstilen ausleben.

Die Popularität von Bio-Lebensmitteln, der Boom des Vegetarismus und vieles mehr stellen heute Ausprägungen dieser Entwicklung dar. Im Zentrum stehen individuelle Lebensstile, die sich mehr an der Verbesserung des Ichs durch die Mittel der Natur orientierten als an den wahren ökologischen Problemen der Gegenwart. Es geht um Lebensweisen, um die eigene Gesundheit und Körperlichkeit. Gesellschaftliche Reformen sollen vor allem aus der individuellen Veränderung heraus wachsen. Herausforderungen wie der Klimawandel lassen uns hingegen mit einem Gefühl der Machtlosigkeit zurück. Was kann der Einzelne da schon tun? Dann doch lieber eine Detox-Kur mir guten Bio-Gemüsesäften ausprobieren und sich so seiner guten Gesinnung vergewissern.

Diese Haltung wird von einem seltsamen Naturbild getragen, das vor allem von Menschen gepflegt werden kann, die Natur nur aus der Ferne kennen. Deren Bild von Natur sich aus Urban Gardening, Trekkingtouren in den zersiedelten Alpen oder Wanderungen an den zugebauten Seeufern Deutschlands speist. Unberührte Natur existiert in Mitteleuropa nicht mehr oder nur mehr in winzigsten Dosen. Mit den destruktiven Kräften der Natur gerät der gemeine Mitteleuropäer nur noch in Kontakt, wenn es im Winter ausversehen kalt wird und die Weichen auf der S-Bahn-Trasse einfrieren oder ein Sturm Bäume entwurzelt und quer über die Straße wirft. Aber dann regen wir uns nicht über die destruktive Macht der Natur auf, sondern über die Unfähigkeit der Bahn oder der Straßenmeisterei. Muss doch mal weitergehen hier, Mensch!

Wir gehen sehr widersprüchlich mit Natur um: Das Unkontrollierbare wollen wir gar nicht mehr wahrhaben. Wir konsumieren als »natürlich« beworbene Produkte, um Kontrolle über unser Leben zu erlangen, fluchen aber, wenn die Natur die Kontrolle über unseren Alltag übernimmt. Wir nutzen eine Vorstellung des an sich Unkontrollierbaren, um Kontrolle zu erlangen: Niemand will sich wirklich dem Willen der Natur unterwerfen, sondern Produkte konsumieren, die als sanft, ganzheitlich und natürlich gelten.

Wir gehen widersprüchlich mit der Natur um.

»Natürlich« verkauft sich gut

Im Bad steht eine Flasche Shampoo. Es muss sehr, sehr gutes Shampoo sein und sehr, sehr viele Vorteile bieten, sich damit die Haare zu waschen. Die Plastikflasche stellt ein Manifest der Gesundheit und des guten Lebens dar. Das Shampoo, so steht auf der Flasche, ist ohne Gedöns, ohne Parabene und ohne Silikone – also »ohne Chemie«, um es im verbreiteten Jargon auszudrücken. Auch stecken keine Substanzen tierischen Ursprungs darin: Das Shampoo ist vegan – das steht groß auf der Flasche. Darunter findet sich der Satz »Was deine Haut berührt, wird ein Teil von Dir!« 230 ml ausgewählte Zutaten, vermählt zu einem besonderen Shampoo und klimaneutral hergestellt wurde der Kosmetikartikel auch noch.

Dass wir uns nicht falsch verstehen, das Shampoo ist sicher kein schlechtes Produkt und auf die Klimabilanz zu achten, gehört ebenfalls zu den besseren Ideen. Aber was bedeutet das alles genau? Und vor allem: Bedeutet das, dass all die anderen Shampoos schlecht sind, dass sie schaden können, dass man die normalen Waschlotionen nicht an die Haut lassen sollte, weil dann ja etwas Schlechtes Teil von einem selbst wird? Das wissen wir alles nicht, aber es fühlt sich so an.

Dieses Produkt setzt auf eine stets lukrative Verkaufsstrategie: Natürlichkeit und Gesundheit. Es verspricht zwar keine Wunderwirkung, aber es setzt sich von üblichen Produkten ab, indem es diese implizit schlechtmacht: Wenn das vegane Shampoo mit großem Getöse auf allerlei Stoffe verzichtet, dann müssen die doch in all den anderen Produkten enthalten sein – und außerdem legt das nahe, dass diese ganzen Substanzen tatsächlich schädlich sind.

Es lohnt sich einfach, Produkte explizit oder nur unterschwellig als natürlich zu bewerben. Schon Mitte der 1980er-Jahre zeigte eine Untersuchung in den USA, dass es stark verkaufsfördernd ist, den Begriff »natürlich« auf eine Lebensmittelpackung zu drucken. Fast die Hälfte der Befragten gab an, dass sie für solche Produkte deutlich mehr bezahlen würde. So etwas lässt sich die Lebensmittelindustrie selbstverständlich nicht zweimal sagen. Der Boom der Bio-Lebensmittel, die es nicht mehr nur als verschrumpelte Möhre beim vollbärtigen Biohändler ums Eck gibt, sondern auch bei den großen Discountern wie Aldi und Lidl, beweisen, dass das kein leeres Gerede ist. Konsumenten bezahlen bereitwillig mehr, wenn ein Produkt als natürlich gilt.

Nur ist das Angebot darüber etwas unübersichtlich geworden. Medikamente werden als pflanzlich beworben, Naturheilpraxen bieten sich als Gegenentwurf zur Pharmaindustrie an, Joggingschuhe verheißen sogenanntes »Natural Running«, Ernährungsextremisten verkünden wahlweise, es sei unnatürlich, Milch zu trinken, Fleisch zu essen, Kohlenhydrate zu sich zu nehmen oder brandmarken ein anderes Lebensmittel als widernatürlich und verkaufen gleichzeitig ihre Produkte als »lebendig«. Geboren wird in Geburtshäusern – ganz natürlich, als Gegenentwurf zur sterilen Atmosphäre der Kreißsäle in den Kliniken. Das Leben ist heute naturtrüb vor lauter Ökoavancen, wer kann da noch durchblicken? Das muss ja nicht schlecht sein, im Gegenteil – aber die Bedeutung im Einzelnen verschwindet. Warum funktioniert es dann trotzdem so gut?

Die Psyche spielte wieder einmal eine mächtige Rolle, der sogenannte Halo-Effekt ist am Werk: Wenn eine einzige positive Eigenschaft den gesamten Blick auf ein Produkt oder einen Menschen verzerrt, sprechen Psychologen von diesem Phänomen. Erstmals beschrieben wurde er 1920 vom Psychologen Edward Lee Thorndike. In dem Begriff ist die Erklärung für den Effekt bereits enthalten: Er leitet sich von dem englischen Wort für Heiligenschein her und besagt, dass eine Eigenschaft eines Menschen oder einer Sache sämtliche anderen, weniger offensichtlichen Eigenschaften überstrahlt. Das Natürliche als Chiffre des Guten wirkt also wie ein Heiligenschein. Weil diese Eigenschaft automatisch mit guten Gefühlen verknüpft ist, überstrahlt sie alle weiteren Eigenschaften eines Produktes.

Immer wieder haben Experimente diesen Mechanismus nachgewiesen – bewusst ist er den Menschen dennoch nicht. Auch der Sozialpsychologe Solomon Asch zeigte 1946, wie eine positive Charaktereigenschaft eines Menschen andere dazu verleitete, ihn mit weiteren wünschenswerten Eigenschaften in Verbindung zu bringen. Wer als warmherzig beschrieben wurde, der galt automatisch auch als großzügiger, netter und verträglicher Typ. Am besten belegt ist der Halo-Effekt für Attraktivität. Schöne Menschen gelten als schlauer, freundlicher und ehrlicher. Aus diesem Grund machen attraktive Männer und Frauen leichter berufliche Karriere als weniger attraktive.

Im Alltag lassen sich unzählige Beispiele dafür finden, wie von einer offensichtlichen Eigenschaft auf die Gesamtheit geschlossen wird. Ein Doktortitel verleiht Glaubwürdigkeit, ein Professorentitel potenziert diese, und wenn ein Wissenschaftler einen Nobelpreis gewinnen sollte, dann ist er in der Wahrnehmung der Menschen endgültig zu einem Experten für alle Bereiche der aktuellen Weltsituation geworden. Dass ein Nobelpreisträger etwa der Physik oder Chemie mit hoher Wahrscheinlichkeit ein ziemlich schlauer Mensch ist, darf man zu Recht annehmen. Aber wer sich derart intensiv mit Halbleiterheterostrukturen für Hochgeschwindigkeits- und Optoelektronik oder mit G-Protein gekoppelten Rezeptoren beschäftigt, verfügt kaum über die nötige Zeit, um sich genauso gründlich mit – sagen wir – den politischen Verwerfungen in Afghanistan zu beschäftigen. Dennoch wird er Dank des Halo-Effekts auch zu Themen außerhalb seiner Spezialisierung als Autorität befragt.

Vitamine sind zum Beispiel wirkungslos gegen Krebs oder Aids. Dennoch propagieren zahlreiche Anhänger diese irrige Therapieform noch immer – und berufen sich dabei gerne auf den zweifachen Nobelpreisträger Linus Pauling. Der Amerikaner wurde 1954 mit dem Preis für Chemie ausgezeichnet, 1963 mit dem Friedensnobelpreis für sein Engagement gegen Atomwaffentests. Eine doppelte Ehrung für eine Person ist sehr außergewöhnlich, aber auch sehr außergewöhnliche Menschen können auf blöde Ideen kommen. Bei Linus Pauling war es diejenige, dass Vitamin C in hohen Dosen Krebs heilen könne. Der besonders helle Heiligenschein des zweifachen Nobelpreisträgers überstrahlte für viele die Tatsache, dass diese Auffassung zweifelsfrei widerlegt ist.

Einen vergleichbaren Effekt haben Forscher auch immer wieder bei der Bewertung von Nahrungsmitteln festgestellt – und ihn Health-Halo-Effekt getauft. Etwa wenn ein Hersteller auf einer Süßigkeitenpackung damit wirbt, das Produkt sei fettreduziert: In einer Studie glaubten die Probanden, das Naschzeug enthalte kaum Kalorien und genehmigten sich daher großzügige Portionen, die viel Zucker und deshalb doch sehr viele Kalorien enthielten. Menschen sind für jede

Ausrede dankbar. Psychologen um Jonathon Schuldt berichteten wiederum davon, dass ein Fair-Trade-Label auf einer Schokoladenpackung den gleichen Effekt hat: Die Forscher stellten fest, dass Verbraucher Produkten aus fairem Handel eine ganze Reihe von ungerechtfertigten positiven Eigenschaften zusprachen. Schokolade mit einem entsprechenden Zertifikat hielten sie für gesünder sowie weniger kalorienreich und glaubten deshalb, sie unbedenklich in größeren Mengen verzehren zu können.

Bei der Diskussion um den gesundheitlichen Wert von Bio-Lebensmitteln spielt der Effekt ebenfalls eine Rolle. Im Herbst 2012 ergab eine Meta-Analyse von Wissenschaftlern um Dena Bravata von der Universität Stanford, dass kaum etwas dafür spreche, dass Öko-Produkte gesünder seien als konventionelle Lebensmittel. Die Forscher hatten Hunderte Studien ausgewertet, die Inhaltsstoffe von Lebensmitteln verschiedener Anbau- und Herstellungsarten analysierten und bewerteten. Dabei kamen sie zu dem Schluss, dass kaum nennenswerte Unterschiede bestehen.

Bravata und Kollegen hatten eine eng begrenzte Fragestellung behandelt, die gerechtfertigt ist. Schließlich halten viele Menschen Bio-Lebensmittel für gesünder als konventionelle und geben dies auch als einen wichtigen Grund für ihre Kaufentscheidung an. Dabei spielt der Halo-Effekt eine wichtige Rolle. Bio-Landwirtschaft gilt als natürlich und umweltschonend; sie behandelt Tiere angeblich besser, und das Image der Bauern selbst ist positiv. Viele dieser Punkte mögen begründet sein. Entscheidend ist: Sie überstrahlen sämtliche Bewertungen von Bio-Lebensmitteln. Weil Öko-Ware so viele positive Eigenschaften hat, muss sie auch gesünder sein, lautet die Schlussfolgerung.

Die unterschätzten Bio-Risiken

Das Gift zwang die Betroffenen zu Boden. Wer das Toxin in seinem Leib hatte, wälzte sich auf dem Boden, wurde von Krämpfen geschüttelt. Die Pein in den Gliedern war unerträglich: Häufig liefen Arme und Beine blau an und starben ab. Die Opfer des Giftes benahmen sich, als hätten Dämonen von ihnen Besitz ergriffen, sie führten bizarre Tänze auf, redeten wirres Zeug und litten an starken Halluzinationen. Was fuhr den Menschen in den Leib, die am Heiligen Feuer litten? Sie hatten Mutterkorn gegessen, einen Pilzparasiten, der Getreide befällt.

Während des Mittelalters brachen regelrechte Epidemien aus, Tausende Menschen litten am Heiligen Feuer oder dem Antoniusfeuer, wie die Krankheit auch genannt wurde. Meist traf das Leiden die einfachen Menschen, zu deren Hauptnahrung Brot und Mehlsuppe gehörten. Besonders in nass-kalten Jahren steckten darin die kleinen schwarzen Körner des Pilzes, der in Getreideähren gedieh.

Die Alkaloide des Mutterkorns ähneln der Droge LSD. Die Wahnvorstellungen der Betroffenen rührten also von einem wahrlich finsteren Trip her. Das zudem im Mutterkorn enthaltene Ergotamin verengte die Blutgefäße und führte dazu, dass Arme und Beine der Erkrankten unter elenden Bedingungen amputiert werden mussten. Die Menschen konnten sich das Heilige Feuer nur als Strafe Gottes erklären.

Heute wissen wir: Es handelte sich um das extrem potente Gift eines Pilzes. Es war ein Toxin aus der Natur, das Menschen tötete. Dass in der Natur einst solche Gefahren lauerten, ist uns in der Moderne nicht mehr bewusst. Natur assoziieren wir mit Sicherheit und Gesundheit. Dass in der Natur Risiken lauern, das haben wir nicht nur vergessen, sondern regelrecht ins Gegenteil verkehrt – eine Studie, wie die des amerikanischen Biochemikers Bruce Ames ist deshalb wie geschaffen, um wütenden Protest zu wecken: Der Wissenschaftler legte 1990 eine Auswertung potenzieller Toxine und krebserregender Substanzen vor, die US-Bürger mit pflanzlichen Lebensmitteln zu sich nehmen.

Aus seinen Daten extrahierte er eine ketzerische These: Mehr als 99,99 Prozent der Pestizide, die ein Amerikaner täglich mit seinem Essen zu sich nimmt, seien natürlichen Ursprungs. Wie bitte? Ja, Pflanzen produzieren Abwehrstoffe, mit denen sie sich gegen Pilze, Keime und andere Feinde verteidigen. In sehr hoher Dosierung verträgt der Mensch diese Stoffe wahrscheinlich auch nicht besonders gut. An dieser Stelle sollte niemand in Panik ausbrechen und in Angst vor natürlichen Pestiziden verfallen. Es geht nur darum anzuerkennen, dass die Natur nicht ausschließlich förderliche Substanzen produziert. Laut Ames Schätzungen isst jeder Amerikaner pro Tag etwa 1,5 Gramm dieser natürlichen Giftstoffe mit seinem Obst, Gemüse und anderen Lebensmitteln. Die Menge sei etwa 10 000-mal so viel wie jene an synthetischen Pestiziden, die mit der gleichen Nahrung im Körper der Kunden landen.

Die Natur ist nicht immer gut, auch aus biologischen Stoffen lässt sich ein Cocktail des Schreckens mixen. Ein paar Zutaten: In Muskatnüssen stecken die Giftstoffe Myristicin und Elemicin. Verzehrt ein Kind zwei Muskatnüsse, kann es daran sterben. In Avocados steckt Mannoheptulose, das die Produktion von Insulin hemmt. Stachelbeeren enthalten Glyoxylsäure, das in großen Mengen Krämpfe und Herzlähmung auslösen kann. Die gleiche Wirkung kann die in Rhabarber enthaltene Oxalsäure haben. Wer grüne Bohnen roh isst, holt sich eine Gastroenteritis. Und so weiter und so weiter. In jedem beliebigen pflanzlichen Lebensmittel existiert die eine oder andere Verbindung, die in hoher Dosis gefährlich ist, die dann als Nervengift wirkt oder sich verhält wie eine hormonell wirksame Substanz.

Die angeführten Beispiele sagen wenig darüber aus, wie gefährlich natürliche Gifte nun sind. Doch sie zeigen, dass die Natur Gefahren für die Gesundheit bereithält. Das vergessen wir in unserem Gesundheitswahn. Gelegentlich mit tragischen Folgen: Die Angst vor Chemie und die Verklärung der Natur führte in den 1990er-Jahren in Südamerika zu zahlreichen Toten. Alleine in Peru starben laut Schätzungen mehr als 7000 Menschen. Die Regierung hatte sich geweigert, das Trinkwasser mit dem ohne Zweifel toxischen Chlor zu versetzen. Die Verwaltung hatte sich, so berichtet Walter Krämer, von Studien verunsichern lassen, die Chlor krebserregende Wirkung nachsagten. Sicher ist jedoch, dass Chlor ein wirksames Desinfektionsmittel ist – eines, das in Peru nun fehlte, was die Ausbreitung einer massiven Cholera-Epidemie mit Tausenden Toten begünstigte.

Manchmal stellt die Natur eben das größere Risiko dar. Und der weltweite Rückgang gefährlicher Infektionskrankheiten, die einst zu den häufigsten Todesursachen zählten, legt einen ketzerischen Gedanken nahe: Historisch betrachtet förderte die Zähmung und das Zurückdrängen der Natur die Gesundheit der Menschen. Nicht umgekehrt. Darauf einen Bio-Schnaps!

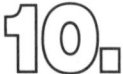

DIE ABSOLUTE SICHERHEIT:
Bloß kein Risiko eingehen!

Auf dem Kinderspielplatz

Kindergeburtstag auf einem Spielplatz. Die Kleinen toben, einige Erwachsene geben die Dompteure. Die anderen Eltern stehen mit Kaffeetassen um die Bänke neben den Klettergerüsten herum und führen klassische Elterngespräche. Das Thema heute behandelt eine der vielen Gefahren, die junge Eltern regelmäßig wittern. In den Tagen vor diesem vierten Geburtstag hat Greenpeace eine Studie veröffentlicht, die nun neben Rutschen, Schaukeln und Sandkasten diskutiert wird.

»Kinderkleidung oft voller Chemie« schrieb zum Beispiel das Internetangebot der Tagessschau über die Arbeit und bildete damit den Tenor der Berichterstattung ab. Greenpeace hatte also unter anderem Plastikschuhe für Kinder testen lassen und wies dabei zahlreiche Substanzen nach, die schon durch ihre Namen Angst einflößen. In Plastiktretern hatten die Chemiker Dimethylformamid (DMF), polyzyklische aromatische Kohlenwasserstoffe (PAK) oder 2-Phenyl-2-Propanol (2PP) nachgewiesen. Was sich hinter diesen Verbindungen verbirgt, ist schwer zu behalten. Die entscheidende Nachricht für besorgte Eltern lautet, dass da Substanzen in den Schuhen stecken, die nicht in Schuhen sein sollten, weil sie giftig sind.

Außerdem hatte Greenpeace Regenkleidung für Kinder getestet und darin perfluorierte Chemikalien (PFC) entdeckt sowie Perfloroktansäure. In überprüften T-Shirts, Pyamas, Softshell-Jacken und Jeans tauchten Spuren von Weichmachern aus der Stoffgruppe der Phthalate auf sowie Substanzen namens Nonylphenolethoxylate.

In der Greenpeace-Veröffentlichung tauchte sehr oft der Begriff »gefährlich« auf, und es war häufiger die Rede davon, dass der eine oder andere Stoff im Verdacht stünde, krebserregend zu sein und die gemessenen Werte teilweise über den empfohlenen Werten von Verbänden wie dem Blauen Engel oder dem Umweltbundesamt lägen.

Die Eltern auf dem Spielplatz diskutierten mit etwas Verunsicherung, aber auch Resignation. Man wusste nicht so recht, was man davon halten sollte. Eine Mutter erzählte von ihrer Schwester, deren Kinder Regenjacken besaßen, die in der Studie aufgeführt worden waren. »Sie hat die Sachen sofort weggeschmissen und neue gekauft«, sagte sie. Die anderen Eltern wussten nicht so recht, was sie von dieser radikalen Lösung halten sollten. »In den neuen Regenjacken sind doch auch wieder Giftstoffe enthalten«, sagten sie. Die Runde war sich nur in einem sicher: Niemand möchte gerne den eigenen Kindern Jacken oder Schuhe anziehen, die Phtalate, Nonylphenolethoxylate, Dimethylformamid oder eine andere besorgniserregende Substanz enthält. Niemand will das, ich auch nicht. Aber gleichzeitig ist niemand in der Lage, die konkrete Gefahr abzuschätzen, die von diesen Substanzen in Regenkleidung ausgeht, wenn Kinder diese gelegentlich tragen.

Doch die bloße Existenz eines Giftes löst Sorgen und Gesundheitsängste löst. Denn Menschen bewerten scheinbar bedrohliche Informationen mit einer Art automatischer psychologischer Null-Toleranz-Haltung. Statt ein Risiko einzuordnen, unternehmen wir alles, diese Gefahr ganz zu vermeiden. In diesen Fällen zeigen wir uns blind für Wahrscheinlichkeiten. Dieses Verhalten offenbaren wir etwa, wenn es um Pestizide im Essen geht. Grenzwerte sind ja schön und gut, aber es reicht, dass eine toxische Substanz überhaupt in einem Lebensmittel nachgewiesen wird. Da können die Spuren noch so gering und dadurch ungefährlich sein. Wissenschaftler um Thorsten Pachur vom Max-Planck-Institut für Bildungsforschung haben diese Art des Denkens anhand des Umgangs mit Medikamentennebenwirkungen beobachtet. Die Probanden lasen Listen mit möglichen Seiteneffekten einer Arznei. Für jede Nebenwirkung war in verständlicher Form angegeben, mit welcher Wahrscheinlichkeit diese auftritt. Die Probanden sollten nun einordnen, wie sehr sie sich von diesen möglichen Risiken bedroht wähnten und welchen Aufwand sie betreiben würden, um der jeweiligen Gefahr ganz aus dem Weg zu gehen. Bei extrem geringen Wahrscheinlichkeiten sollte man eigentlich keinen oder nur einen geringen Aufwand betreiben, um diese Gefahr ganz auszuschließen. Wenn die Chance bei 1:1 000 000 liegt, eine Nebenwirkung zu erleiden, muss dann gehandelt werden? Offenbar ja – denn bei Situationen, in denen wir Ängste leiden oder negative Affekte spüren, wie Psychologen das ausdrücken, ist unsere Wahrnehmung stets auf das Schlimmstmögliche gerichtet. Dabei werden wir blind für Wahrscheinlichkeiten und reagieren auf alle Gefahren gleich – unabhängig davon, wie groß die Chance ist, dass diese eintritt. Dabei überschätzt man nicht nur die Gefahr der Nebenwirkungen, sondern lässt auch noch außer Acht, dass ein

Medikament ja auch noch vor den Risiken einer Krankheit schützt. Theoretische Gefahren beeinträchtigen uns emotional also genauso stark wie wirkliche, akute Risiken. Wir behandeln ein Lebensmittel mit winzigsten Spuren toxischer Stoffe wie den vergifteten Apfel aus Schneewittchen und die sieben Zwerge: Wir verfallen in Schockstarre und ängstigen uns, obwohl es dafür keinen rationalen Grund gibt.

Ähnliche Ergebnisse haben auch Yuval Rottensreich und Christopher Hsee von der Universität Chicago veröffentlicht. Ihre Probanden sollten angeben, wie viel Geld sie zahlen würden, um eine Geldstrafe von 20 Dollar oder einen Elektroschock mit absoluter Sicherheit zu vermeiden. Die Forscher variierten dabei die Wahrscheinlichkeit, mit der das unangenehme Ereignis eintreten würde. Lag diese bei nur einem Prozent, kümmerte die Aussicht auf einen finanziellen Verlust kaum jemanden. Die einprozentige Aussicht auf Schmerzen verunsicherte die Probanden hingegen sehr. Sie setzten fast genauso viel Geld ein, um den Schock zu verhindern, wie wenn die Chance auf einen Stromstoß bei 99 Prozent lag. Die Aussicht auf einen Elektroschock verunsichert also stets gleichermaßen, egal ob die Wahrscheinlichkeit dafür bei einem oder 99 Prozent liegt.

Auch der Körper reagiert ähnlich, wie Wissenschaftler beobachtet haben. Die Aussicht auf einen Stromstoß lässt den Puls der Probanden stets in gleichem Maße in die Höhe schnellen, ganz unabhängig vom tatsächlichen Risiko, dass das unangenehme Ereignis tatsächlich eintritt. Es spricht viel dafür, dass wir in ähnlicher Weise auf Gesundheitswarnungen reagieren. Die Angst vor Krankheiten und Siechtum beeinflusst unsere Affekte in mindestens gleicher Weise wie die Furcht vor Elektroschocks. Es geht nicht um das objektive Ausmaß gesundheitlicher Gefahren, sondern darum, dass diese überhaupt vorhanden sind – und wenn sie noch so verschwindend gering sind.

In diesem Licht ist die Reaktion auf die Greenpeace-Studie zu Kinderbekleidung nachvollziehbar: Wenn giftige Substanzen darin enthalten sind, wird das Zeug weggeworfen. Gift ist Gift, und das muss weg. Aber ist so das Risiko vollkommen ausgeschlossen, mit einem Toxin jemals in Kontakt zu kommen? Das ist eine Illusion: Erstens wissen wir nicht, was in der Kleidung steckt, die als Ersatz gekauft wird. Zweitens ist gar nicht klar, welche konkrete Gefahr von den Toxinen ausging.

Welche Dosis ist eigentlich gefährlich?

Aus Sicht eines nüchternen Toxikologen müsste gesagt werden: Die bloße Existenz eines Schadstoffes in einer untersuchten Probe sagt gar nichts über die Gefahr aus, die von diesem Gift ausgeht. Es könnte sich auch um ein Artefakt handeln, das durch die immer feineren Analysemöglichkeiten zustande gekommen ist.

Die Stiftung Warentest wies einmal Mineralölrückstände in der Schokolade aus Adventskalendern nach. Die gefundenen Mengen lagen bei etwa zehn Milligramm je Kilogramm Schokolade. Das entspricht in etwa der Menge Mineralöl, die Erwachsene und Kinder täglich durch normale Lebensmittel zu sich nehmen. Das Bundesinstitut für Risikoforschung (BfR) bewertete denn auch Rückstande dieser Größenordnung nicht als zusätzliches Risiko. Nun, wir zitieren zwar alle gerne den Spruch, dass die Dosis das Gift macht – aber das gilt nur für die Theorie. Einen Schoko-Adventskalender mit Mineralölrückständen zu kaufen, ist für die meisten undenkbar. Die Hersteller waren deshalb gezwungen, die Kalender aus dem Handel zu nehmen. Dabei handelte es sich weniger um eine konkrete Gefahr für die Gesundheit, sondern um die Vorstellung von einer Gefahr: Das Wissen um die Existenz eines Giftes hätte jeden darüber informierten Esser verunsichert und ihm größtes Unbehagen bereitet. Diese Sorge hätte tatsächlich Bauchgrimmen bewirken können, im Gegensatz zur biochemischen Wirkung des Mineralöls in kleinen Schokoladenstückchen.

Etwas nicht zu wissen, befreit oft von Ängsten. Zu Recht wird im medizinischen Zusammenhang oft von einem »Recht auf Nichtwissen« gesprochen. Etwa bei Genom-Analysen, die das persönliche Risiko eines Patienten beziffern sollen, eines Tages an Alzheimer zu erkranken. Die Ergebnisse dieses Tests liefern alles andere als Sicherheit, im Gegenteil, sie geben Wahrscheinlichkeiten an, von denen nicht einmal klar ist, wie exakt diese sind. Aber wie geht man zum Beispiel als 30-Jähriger mit der Information um, man erkranke mit einer Wahrscheinlichkeit von 60 Prozent im Laufe seines Lebens an einer Demenz? Sicher reagierte man höchst verunsichert und nähme diese Information so wahr, als setze die Krankheit irgendwann zwangsläufig ein. Will man so Jahrzehnte in Angst leben? Oder zieht man es vor, davon nichts zu wissen, um sich Sorgen und böse Vorahnungen zu ersparen? Um solche Fragen geht es, wenn das Thema »Nichtwissen« diskutiert wird.

Doch der immense Fortschritt moderner Analysemethoden drängt die Sphäre des Nichtwissens immer weiter zurück

Etwas nicht zu wissen, befreit oft von Ängsten.

und leuchtet die letzten Winkel der Welt aus. Die Entwicklung der Technik ermöglicht es heute, quasi überall jedes erdenkliche Gift nachzuweisen – und so tragen Chromatografie, Massenspektrometrie oder Kernresonanz-Spektroskopie mit dazu bei, Ängste zu erhalten und zu verbreiten. Der bloße Nachweis eines Giftes verträgt sich nicht mit der menschlichen Sehnsucht nach der absoluten Abwesenheit von Giften etwa im Essen. Und weil immer mehr messbar ist und immer kleinere Mengen nachweisbar sind, bekommt die Öffentlichkeit den Eindruck, dass immer mehr Lebensmittel, immer mehr Kleidung oder andere Dinge mit Gift verseucht sind. Dabei scheint das Gegenteil der Fall zu sein – die durchschnittliche Dioxin-Belastung der Umwelt liegt in Deutschland heute bei einem Fünftel des Wertes von vor 30 Jahren.

In den 1970er-Jahren gelang es erstmals Dioxine, nachzuweisen. Damals lag die Messgenauigkeit bei Teilchen pro Milliarde – oder parts per billion (ppb), so die übliche Bezeichnung. Was das heißt? In den 1970er-Jahren ließ sich die Existenz eines Zuckerwürfels nachweisen, der in einem mit Wasser befüllten Tankschiff aufgelöst war. Ein anderer Vergleich verdeutlicht, wie präzise diese Messungen bereits waren: Es war wie einen einzigen besonderen, abweichenden Millimeter auf der Strecke von Wien nach Köln zu identifizieren. Ende der 1980er-Jahre lag die Messgenauigkeit um den Faktor 1000 höher. Und in der Gegenwart wird im Femtobereich gemessen, werden also Teile pro Billiarden bestimmt. Ein maßstabsgetreuer Vergleich sieht so aus: Es lässt sich ein Stück Würfelzucker nachweisen, das in den drei Milliarden Liter Wasser des Starnberger Sees aufgelöst worden ist. Oder: Es kann ein menschliches Haar gefunden werden, das sich irgendwo auf einer Strecke zwischen der Erde und dem Planeten Venus befindet.

Heutzutage wird so irre genau gemessen, dass mit den Analysemethoden mehr oder weniger alles gefunden werden kann. Die kleinste Menge, der feinste Hauch, alles, wonach gesucht wird. Walter Krämer, Statistiker an der Universität Dortmund, bezieht das in seinem Buch »Angst der Woche« auf eine Studie aus Großbritannien, die von der Presse vielfach zitiert wurde. 300 Schadstoffe seien in Muttermilch nachgewiesen worden, hieß es, und die Aufregung war groß. Krämer aber argumentiert, dass dies nicht einmal die halbe Wahrheit sei: Mit entsprechender Analysetechnik ließen sich sicher 3000 oder gar 30 000 verschiedene Schadstoffe in Muttermilch nachweisen. Ja werden wir alle vergiftet? Vergiften wir unsere Babys?

Grenzwertige Angst

Grenzwerte müssen ständig neu verhandelt werden. Es handelt sich um Schwellen, die oft nach politischen Gesichtspunkten gezogen werden und weniger um wissenschaftlich-objektive Grenzen, bei deren Überschreiten die Menschen automatisch krank werden. Die gesetzlich festgelegten Höchstmengen sollen sich danach richten, was nach derzeitigem Stand des Wissens ein durchschnittlicher Mensch auf Lebenszeit zu sich nehmen kann, ohne dadurch zu erkranken. Auf diese stark vereinfachte Formel ließe sich das Vorgehen reduzieren, nach dem Grenzwerte bestimmt werden. Um diesen Wert zu bestimmen, wird im Tierversuch nach einer gerade noch tolerierbaren Menge gesucht. Die Frage lautet, wie viel kann – zum Beispiel eine Ratte – täglich von einer Substanz aufnehmen, ohne zu erkranken. Weil sich Tierversuche nicht ohne weiteres auf den Menschen übertragen lassen, wird hier noch eine Sicherheitsschwelle eingezogen: Die Dosis, die ein Tier gerade noch verträgt, wird durch den Faktor 100 geteilt – auf das Körpergewicht wird sie ohnehin umgerechnet. Der Grenzwert entsteht in der Regel also nach der Formel:

Je Kilogramm Körpergewicht darf ein Mensch pro Tag maximal ein Hundertstel dessen zu sich nehmen, was ein Tier gerade noch verträgt, ohne krank zu werden.

Soweit die Theorie, in der Praxis werden Grenzwerte ständig neu verhandelt. Grob gesagt fordern Industrievertreter möglichst hohe Werte und Verbraucherschützer möglichst niedrige. Die Lockerung eines Grenzwertes ist politisch nur sehr schwer zu verkaufen. So wurden die erlaubten Mengen in den vergangenen Jahren – parallel zur Entwicklung der Messtechnik – stetig verringert. Die Werte wurden verschärft, das erzeugt im Falle eines Umweltskandals oder einer Lebensmittelverunreinigung das Gefühl, es werde gehandelt. Doch gelegentlich sorgt das für widersprüchliche Ergebnisse.

Dioxin-Panik von 2010

So gelten für identische Toxine gelegentlich unterschiedliche Grenzwerte – je nachdem, wo sie entdeckt werden. Im Jahr 2010 brach in Deutschland die kollektive Panik aus, als

Dioxin in Eiern nachgewiesen wurde. Die Verunsicherung war groß, Millionen Eier wurden aus dem Verkehr gezogen und vernichtet, viele Menschen verzichteten auf Eier zum Frühstück und sahen sich in ihrer Meinung von den grundsätzlich vergifteten Lebensmitteln bestätigt. Die in den Eiern festgestellten Dioxinmengen lagen im Billionstel-Gramm-Bereich, die entsprechende Einheit lautet Piktogramm. Sämtliche Eier, die mehr als 3 Piktogramm Dioxin enthielten, wurden damals aus dem Verkauf genommen. Aber war damit die Gefahr gebannt, dass Verbraucher Dioxin über Lebensmittel zu sich nehmen? Natürlich nicht. Ostseefisch und Flussaale, so führt der Statistiker Walter Krämer auf, dürfen nämlich zehnmal so viel Dioxin enthalten. Für die Fische gilt ein höherer Grenzwert, sonst könnte man sie überhaupt nicht mehr verkaufen. Aber beunruhigt das die Verbraucher? Es dürfte nicht vermessen sein zu behaupten, dass die meisten gar nicht wissen, dass für Fisch aus der Ostsee höhere Dioxinwerte erlaubt sind. Die Hysterie rund um die Eier entstand durch die Aufmerksamkeit, die das Thema durch die Berichterstattung erzielte, und durch den Umstand, dass die bloße Existenz eines Giftes in einem Lebensmittel als skandalös empfunden wird. Es geht also mehr um Wissen und Nichtwissen statt um giftig oder nicht giftig.

Verbraucherschützer und Umweltaktivisten fordern dennoch regelmäßig, dass Nahrung, Wasser und andere lebenswichtige Dinge gar keine Toxine enthalten dürften. Wo giftige Substanzen fehlen, braucht es auch keine Grenzwerte. Klar, das klingt super: Weg mit all dem Gift. Doch wenn Substanzen beinahe bis hin zu einzelnen Molekülen aus wenigen Atomen nachgewiesen werden können, dann hat dies eine grundsätzliche Konsequenz: Wir können gar nichts mehr essen oder trinken. Denn einzelne Moleküle jedes beliebigen unerwünschten Stoffes lassen sich mehr oder weniger überall finden – im Bio-Ei vom Land, in der Banane aus entlegenen Dschungelgebieten, in Quellwasser aus den Bergen, im Körper jedes Menschen.

In den USA ließ sich die Unmöglichkeit eines solchen absoluten Verbotes bereits in der freien Wildbahn beobachten. Im Jahr 1958 beschloss man dort das Delaney Amendment und ergänzte damit das Gesetz zur Regulierung von Nahrungs- und Arzneimitteln aus dem Jahr 1938. Der Delaney-Zusatz legte fest, dass in Lebensmitteln keinerlei erwiesenermaßen krebserregende Zusätze enthalten sein dürfen. Gar keine. Gleich 1959 nahmen die US-Behörden Preiselbeeren vom Markt, in denen kurz vor dem Erntedankfest Pestizide nachgewiesen wurden. Eine große Entscheidung kurz vor dem Feiertag, an dem in den USA Millionen Truthähne mit Preiselbeeren verspeist werden. Die Öffentlichkeit war nicht begeistert. So weit, so sicher, doch mit dem bereits beschriebenen Fortschritt der Messtechnik entpuppte sich der Delaney-Zusatz als nicht einhaltbar. 1996 schafften die USA diesen wieder ab: Weil überall die bloße Existenz von krebserregenden Toxinen nachgewiesen werden konnte, hätten immer mehr unverzichtbare Lebensmittel nicht mehr verkauft werden dürfen.

Die Gesundheitsgefahr für die Bürger war dadurch dennoch nicht gestiegen. Das bloße Vorhandensein eines Giftstoffes sagt nichts über die Gefahr aus, die davon ausgeht. Die Dosis macht das Gift, nur hält sich die Psyche von uns Menschen nicht an diese alte Weisheit – wir sorgen uns automatisch, weil unser Denken von der Evolution darauf getrimmt wurde, nach völliger Sicherheit zu suchen. Nur existiert diese Sicherheit eben nicht.

Aber zurück auf den Spielplatz und zu der Frage, wie gefährlich nun eine Kinderregenjacke ist, in der schädliche Substanzen nachgewiesen wurden. Greenpeace schweigt sich dazu in der Veröffentlichung aus, aber eine Aussage treffen die Autoren doch: »Die größten Schäden für Umwelt und menschliche Gesundheit treten in den überwiegend asiatischen Produktionsländern auf, wo die Chemikalien in die Oberflächengewässer gelangen.« Dort, wo Dimethylformamid, Nonylphenolethoxylate und die anderen Stoffe in großen Mengen in wahrscheinlich gefährlicher Menge unter geringen Sicherheitsstandards in der Produktion eingesetzt werden, dort treten wirkliche, akute Gefahren für Umwelt und Gesundheit auf. Aber wie ist das in Europa, was bedeutet das für ein Kind, eine Jacke zu tragen, in denen diese Stoffe im Milligramm-Bereich enthalten sind? Wie viel davon gelangt überhaupt in den Körper? Als die Zeitschrift *Ökotest* einmal einen ähnlichen Test veröffentlichte und in einer Kinderjacke 247 Mikrogramm des Giftstoffes Tributylzinnhydrid nachwies, stellte der Statistiker Walter Krämer einem Toxikologen diese Frage. Der Grenzwert lag zwar bei 30 Mikrogramm je Kilogramm Jacke, der befragte Wissenschaftler, der sich mit Giften beschäftigt, antwortete dennoch: Man müsse die Jacke wohl aufessen, um einen toxischen Effekt zu erzielen.

Eine giftstoffhaltige Jacke ist giftig, wenn sie komplett aufgegessen wird.

Das alles ist kein Plädoyer dafür, künftig sorglos mit toxischen Verbindungen zu panschen und alles in Kinderjacken zu packen, was der Chemikaliengroßhandel vorrätig hat. Es soll verdeutlichen, wie wir auf scheinbare Bedrohungen reagieren: Wir las-

sen uns verunsichern, wir bekommen Angst, wir verstärken Krankheitsgefühle und verknüpfen bestehende Leiden
eventuell mit diesen Ängsten. Auch in emotional geringer
vermintem Gelände als etwa Pestizide und Schadstoffe reagieren wir nämlich ähnlich, wenn wir ein Haar in der Suppe finden.

Ein Kratzer und der Spaß ist vorbei

Kleine Fehler, kleine Verfehlungen verfügen über die
Macht, die Freude an wunderbaren Dingen zu zerstören.
So wie die bloße Existenz einer winzigen Spur eines Pes-
tizids auf einem Apfel jegliche Lust auf das Obst vergällt,
so schließen Menschen auch in anderen Bereichen vom
schlechten Kleinen auf das große Ganze. Dabei handelt
es sich um eine Art negativen Halo-Effekt: Statt sich von
einer sichtbaren, höchst positiven Eigenschaft blenden zu
lassen und zum Beispiel dem Träger eines Professorenti-
tels Expertenwissen in mehr oder weniger allen akademi-
schen Bereichen zuzutrauen, verdirbt uns das Haar in der
Suppe den Appetit auf das ganze Menü samt Vor-, Haupt-
und Nachspeise. Der Psychologe und Ekelforscher Paul
Rozin hat das einmal schön und plakativ gezeigt: Eine einzige Küchenschabe in einer Schüssel Kirschen ruinierte
alles. Das eklige Krabbelvieh zerstörte jegliche Lust seiner
Probanden, von den Kirschen zu kosten. Ein fauler Apfel versaut eben die ganze Kiste. Umgekehrt funktionierte
das Experiment übrigens nicht: Ein Kirsche zwischen einer Horde Schaben reduzierte den Grad des empfunde-
nen Abscheus nicht im Geringsten. So wie bei der Exis-

tenz von Giften ticken wir auch in anderen Bereichen des Lebens: Wir reagieren sehr sensibel auf kleine Fehler und lassen uns davon das große Ganze verderben.

Diese Art zu denken, spielt uns häufiger einen Streich, als wir für möglich halten. Die Diskussion um Laktose in unserer Milch oder das Klebereiweiß Gluten in Getreide, könnte auf diese Weise zum Beispiel auf die Lebensmittel abfärben. Beide Stoffe sind zuletzt stark in Verruf geraten. Alleine der Wirbel um diese Substanzen könnte dafür sorgen, dass ihr negatives Image das ganze Produkt gefährlich erscheinen lässt. Der negative Halo-Effekt trägt auf jeden Fall dazu bei, unsere Angst zu verstärken und das Leben im Krankheitswahn mit noch mehr Gesundheitssorgen aufzuladen. Ähnlich denken Menschen sogar dann, wenn es sich nicht um etwas offensichtlich Ekliges wie eine Kakerlake oder etwas Giftiges wie Pestizidrückstände handelt. Mit dem Gift in unserem Essen ist es wie mit dem Haar in der Suppe. Das Wissen um den Makel entwertet das Gesamtpaket beziehungsweise es verdirbt uns den Appetit.

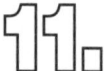

GUTE BESSERUNG!
Wovon eigentlich?

Die alten und die neuen Zeiten

Das Dorf befindet sich zwischen den Welten, der Gasthof zwischen den Zeiten. Der Ort liegt im Fünf-Seen-Land, der Premiumlage im Münchner Umland. Der Starnberger See ist nicht weit, der Ammersee, das Kloster Andechs, das Schloss Seefeld, drei weitere Seen, und das große Geld lebt ohnehin in dieser Gegend. Nur dieser kleine Ort, dessen Name hier nicht genannt werden soll, fällt ein bisschen aus dem Rahmen. Manche Häuser sind sehr fein rausgeputzt und saniert, samt SUV vor der Tür. Andere Häuser sehen aus, als hätte man sie dort vor ein paar Jahrzehnten vergessen, der Putz bröckelt, an den alten landwirtschaftlichen Nebengebäuden hängen große Holzflügeltüren schief in den Angeln.

Der Dorfgasthof zählt zu den polierten Häusern, und doch sieht man, dass dies einst ein alter Landgasthof war. Heute befindet sich eine Art Crossover-Lokal darin: Das Essen ist italienisch ausgerichtet – mit einem Schwerpunkt auf Bio-Waren. Pizzateig gibt es auch aus Dinkel statt Weizenmehl; das Mineralwasser kann auch in der esoterischen Variante bestellt werden, also als belebtes Wasser. Im Eingangsbereich liegen Flyer aus, die für Konzerte, Ausstellungen und homöopathische Praxen werben.

Wir sitzen an diesem Abend in der gemütlichen Gaststube zwischen den Welten und den Zeiten. Am Tisch auf der einen Seite trinkt eine Gruppe Frauen Rotwein, isst und unterhält sich dabei über ihre Darmflora. Ihr Gespräch dreht sich um Ernährung, um Gesundheit, um Speisen, die sich vielleicht förderlich auf die Zusammensetzung der Bakterien im Verdauungssystem auswirken. Es werden einzelne Diäten kurz angerissen, es wird über vermeintliche Auswirkungen auf das Immunsystem geredet. Doch der Gruppe geht es gut, niemand klagt laut. Es klingt eher nach entspanntem Plaudern – so wie man sich über den vergangenen Urlaub unterhält. Doch es wirkt wie ein Zeugnis der Gegenwart: Das Gespräch dreht sich eben um Gesundheit und um Strategien, wie diese verbessert werden könnte.

Der Tisch auf der anderen Seite ist von einer Gruppe Männer besetzt. Schon äußerlich sehen sie aus, als würden sie die vergangenen Zeiten des Fünf-Seen-Lands repräsentieren, bevor das wohlhabende Klientel aus der nahen Stadt hierher gezogen ist. Einige von ihnen tragen blaue Latzhosen, Karohemden und feste Schuhe. Sie knacken Nüsse und trinken Bier. Hin und wieder geht einer von ihnen nach draußen, wahrscheinlich um zu rauchen. Sie sprechen laut mit bayerischem Dialekt. Die Unterhaltung dreht sich um irgendwelche gemeinsamen Bekannten, die irgendetwas machen oder irgendetwas verbockt haben. Regelmäßig wird noch eine Runde Bier bestellt. Das Thema Gesundheit spielt keine Rolle. So wirken die Männer wie ein Gruß aus der Vergangenheit.

Da sitzen wir nun zwischen den Stühlen beider Gruppen. Die einen scheren sich vielleicht zu wenig um ihre Gesundheit, die anderen zu viel. Wo verläuft da überhaupt die Grenze? Das ist schwer zu bestimmen. Doch ebenso wie es uns gut tut, vielleicht ein wenig Sport zu treiben, nicht zu rauchen, nicht zu viel Alkohol zu trinken, tut es uns auch gut, nicht zu viel darüber zu grübeln, ob ein bestimmtes Lebensmittel die Darmflora beschädigt, ob die Giftstoffe in der Regenjacke unweigerlich zu einer Erkrankung führen und wie die Gesundheit noch verbessert werden kann.

Denn dieses Projekt endet niemals. Wenn wir stetig an unserer Gesundheit arbeiten wollen, wenn wir permanent das Gefühl haben, wir müssen noch etwas verbessern, dann erzielen wir das Gegenteil. Dann richten wir unsere Aufmerksamkeit auf unsere Gebrechen. Stattdessen sollten wir nicht Dinge wegen ihres vermeintlichen Wertes für unsere Gesundheit machen, sondern um ihrer selbst willen. Warum sollte man zum Beispiel joggen gehen, wenn das eine einzige Qual für einen darstellt? Nur um einem Aufruf zu mehr Bewegung Genüge zu tun?

Wir verhalten uns ein wenig so wie Konzertbesucher seit der Erfindung und massenhaften Verbreitung von Smartphones. Auf der Bühne spielt die Band, die ein kleines Vermögen für eine Eintrittskarte verlangt und die man so sehr verehrt, dass man diesen Preis bezahlt. Das Vergnügen beeinträchtigt jedoch das Meer aus kleinen Bildschirmen, die von zig Konzertbesuchern in die Höhe gehalten werden. Diese Menschen filmen und fotografieren. Es nervt gewaltig, dass einem mit so vielen kleinen Bildschirmen vor dem Gesichtsfeld herumgefuchtelt wird, während man krampfhaft versucht, gelassen zu bleiben und das Konzert zu genießen. Man fragt sich immer wieder, welcher dieser Konzertbesucher die Bilder und die verwackelten Filmchen jemals ansehen wird.

Verpassen die Smartphonefilmer nicht alle das Ereignis, für das sie sich eine teure Eintrittskarte gekauft haben?

Und verhalten wir uns seit Erfindung der Digitalfotografie im Urlaub nicht alle ähnlich? Statt die Sehenswürdigkeiten zu genießen und die großartige Landschaft am Meer oder in den Bergen wirken zu lassen, hetzen wir mit dem Auge am Sucher oder dem Display durch den Tag und fotografieren oder filmen alles, was nicht bei drei im Dunkeln verschwunden ist. Zu Hause laden wir dann irrsinnige Datenmengen auf unsere Festplatten und nehmen uns bis zum nächsten Urlaub vor, die Bilderflut zu sortieren oder doch wenigstens mal anzusehen.

Ähnlich verhalten wir uns, wenn es um unsere Gesundheit geht. Beim Versuch, ein gesundes Leben mit Mittelchen in den Griff zu bekommen, entgleitet es uns. Der Traum nach Wohlbefinden, Fitness und Gesundheit bringt uns dazu, ständig irgendwelche Dinge zu unternehmen, um noch besser dazustehen als schon zuvor. Das wöchentliche Trainingspensum könnte doch noch ein bisschen erhöht werden, dann verschwindet das so gefährliche Bauchfett vielleicht auch ein bisschen eher; eine Detox-Kur wäre doch vielleicht eine feine Sache, der Nachbarin hat die Entgiftung mit diesen irre teuren und gar nicht mal so leckeren Gemüseshakes auch so gut getan; sollte man nicht doch mal prüfen, ob eine Ernährungsform ohne Getreide etwas mehr Vitalität aus einem herauskitzelt?

Dabei stecken wir oft in einer Art Wenn-Dann-Denkschema fest: Wenn ich erst mal abgenommen habe, dann gönne ich mir endlich einen schönen Strandurlaub, wenn ich erst mal weniger Alkohol trinke, dann hänge ich mich endlich in der Arbeit mehr rein; wenn ich erst mal richtig gesund bin, dann passiert dies oder das. Oft genug passiert dann aber gar nichts: Wir verpassen unser Leben, weil wir zuvor noch gesund werden wollen – so wie wir das Konzert verpassen, weil wir es mit dem Smartphone unbedingt aufnehmen wollen.

Die Lösung läge auf der Hand: das Handy in der Tasche lassen und der Band auf der Bühne zuhören; und sich nicht zu sehr in gesundheitlich motivierte Ausreden flüchten und stattdessen den Schatz des Lebens heben.

Weniger Gesundheit ist mehr Gesundheit

Natürlich ist es eine gute Idee, häufiger die Treppe zu nehmen, statt stets mit dem Aufzug zu fahren; statt immer nur Pommes auch mal Salat und Gemüse zu essen; statt mit dem Auto in die Stadt zu fahren, das Fahrrad zu nehmen. Doch das sollte nicht passieren, um damit mehr Gesundheit zu erreichen. Wie wir gesehen haben, hat das Gefühl von Gesundheit oft erstaunlich wenig damit zu tun, in welchem körperlichen Zustand man sich befindet. Das gilt – wie alles in diesem Buch – für Menschen, die nicht ernsthaft krank sind, für Menschen, die eher Unbehagen verspüren. Das Gefühl von Gesundheit ist eng mit Glücksgefühlen verwandt. Und die Glücksforschung hat uns demonstriert, dass es eine ziemlich schlechte Idee ist, bewusst nach dem Glück zu suchen. Wem es gutgeht und wer das Ziel hat, dass es ihm noch besser gehen soll, der verhakt sich an den negativen Aspekten des Lebens – und erreicht das genaue Gegenteil.

Wir sollten weniger in uns hineinhorchen und mehr zuhören, was die anderen Menschen um uns herum zu sagen haben. Das klingt paradox, aber es scheint so zu sein: Wer Glück sucht, findet es in dem Moment, in dem die Suche endet. Wer unter dem Gefühl von chronischem Zeitmangel leidet, der lindert diesen Zustand auch nicht, indem er alle Verpflichtungen verweigert und alle Termine absagt. Im Gegenteil: In einer sehr aufschlussreichen Studie haben Psychologen beobachtet, dass das Gefühl von Zeitnot eher abklingt, wenn man anderen Menschen seine Zeit schenkt. Wer sinnvolle Dinge tut, wer anderen hilft, vergisst eher die Last seiner Verpflichtungen als jene, die versuchen, ganz bewusst zu entspannen.

Die intensive Beschäftigung mit Gesundheit sorgt nämlich vor allem für eines: ständige Schuldgefühle. Die vielen Gebote, Tabus und Gebote kann niemand einhalten. Versuchen Sie es lieber erst gar nicht mit zu großer Verbissenheit. Denn es hört niemals auf: Wenn ein Risiko, eine Widrigkeit im Griff ist, dann lauert die nächste. Alleine das riesige Feld der Gesundheitsratgeber lässt einen ratlos zurück. Die Flut von Diätbüchern, Heilungspamphleten und Krankheitswarnungen beweist nur eines: Dass sie vollkommen überflüssig und wirkungslos sind – und lediglich den Bedarf für neue Bücher, neue Warnungen und neue Patentlösung wecken.

Mit der Gesundheitsangst der Menschen lässt sich prima Geld verdienen. Ernährungsextremisten, die einzelne Lebensmittel zum Zivilisationskiller Nummer eins ernennen – aber nebenher auch ein Gegenprogramm entwickelt haben. Heiler und Therapeuten, die mit seltsamen Tests auf vermeintliche Unverträglichkeiten viel Geld verdienen. Ärzte, die ihren Patienten mehr Medizin verkaufen, als nötig ist. Lebensmittelanbieter, die ihre Produkte mit Gesundheitsversprechen bewerben. Pharmakonzerne, die Alltagsempfindungen zur Krankheit ernennen. Alarmisten, die regelmäßig vor dem nächsten Umweltgift warnen – dieser Liste könnten unzählige weitere Akteure hinzugefügt werden. Sie alle leben davon, unsere Angst und unser schlechtes Gewissen auszunutzen.

Leider reagiert unsere Psyche so sensibel auf all die Warnungen. Leider ist es so gut wie unmöglich, dem Krankheitswahn zu entgehen. So werden wir immer wieder auf unsere Unzulänglichkeiten fokussiert, richten unsere Aufmerksamkeit auf unsere Gebrechen und verlieren unser Gefühl von Gesundheit.

Wir müssen uns entspannen, uns weniger Sorgen machen und gelegentlich auch wahrnehmen, wie gut es uns geht. Natürlich soll niemandem verboten werden, die Darmflora zu diskutieren. Aber gönnen Sie sich ein Glas Wein dazu, also wenn Sie Lust darauf haben.

In diesem Sinne: Gute Besserung!

QUELLEN UND LITERATUR

- Ames, Bruce et al.: Dietary pesticides (99,9% all natural). In: Proceedings oft he National Academy of Science, Bd. 87, S. 7777, 1990.
- Barsky, Arthur: Worried Sick. Our Troubled Quest for Wellness, Boston, Toronto 1988.
- Bauer, Thomas/Gigerenzer, Gerd/Krämer, Walter: Warum dick nicht doof macht und Genmais nicht tötet. Über Risiken und Nebenwirkungen der Unstatistik. Frankfurt am Main 2014.
- Bohner, Gerd et al: What triggers causal attributions? The impact of valence and subjective probability. In: European Journal of Social Psychology, Bd. 18, S. 335, 1988.
- Boothby, Erica/Clark, Margaret/Bargh, John: Shared feelings are amplified. In: Psychological Science, online, 2014.
- Cohen, Sheldon/Pressman, Sarah: Positive affect and health. In: Current Directions in Psychological Science, Bd. 15, S. 122, 2006.
- Davis, William: Weizenwampe. Warum Weizen dick und krank macht. München 2013.
- Dekkers, Midas: Der Gesundheitswahn. Vom Glück des Unsportlichseins. München 2008.
- Dosani, Sabina: Commentary: Power of the mind. In: British Medical Journal, Bd. 333, S. 136, 2006.
- Ehrenreich, Barbara: Smile or die. Wie die Ideologie des positiven Denkens die Welt verdummt. München 2010.
- Faase, Kate et al.: Impact of television coverage on the number and type of symptoms reported during a health

scare: A retrospective pre-post observational study. In: British Medical Journal Open, 2012.

- Faase, Kate/Petrie, Keith: The nocebo effect: Patient expectations and medication side effects. In: Postgraduate Medical Journal, Online, 2013.
- Filipowski, Kelly et al.: Do healthy people worry? Modern health worries, subjective health complaints, perceived health, and health care utilization. In: International Journal of Behavioral Medicine, online, 2009.
- Fylkesnes, Knut/Førde, Olave Helge: The Tromsø study: predictors of self-evaluated health. Has society adopted the expanded health concept? In: Social Science & Medicine, Bd. 32, S. 141, 1991.
- Fylkesnes, Knut/Førde, Olave Helge: Determinants and dimensions involved in self-evaluation of health. In: Social Science & Medicine, Bd. 35, S. 271, 1992.
- Gigerenzer, Gerd: Risiko. Wie man die richtigen Entscheidungen trifft. München, 2013.
- Gilbert, Daniel: Ins Glück stolpern. Über die Unverhersehbarkeit dessen, was wir uns am meisten wünschen. München 2006.
- Haidt, Jonathan: The righteous mind. Why good people are divided by politics and religion. London 2012.
- Haring, Robin: Der überforderte Patient. Gesund bleiben im Zeitalter der Hightech-Medizin. München 2014.
- Hirschfelder, Gunther: Europäische Esskultur. Geschichte der Ernährung von der Steinzeit bis heute. Frankfurt am Main 2001.
- Hirschfelder, Gunther: Esskultur am Wendepunkt? In: VDL-Journal, Bd. 1, 2013, S. 4.
- Hirschfelder, Gunther/Wittmann, Barbara: Zwischen

Fastfood und Öko-Kiste. Alltagskultur des Essens. In: Theologisch-praktische Quartalsschrift, Bd. 162, 2014, S. 132.

- Holle, Hennig et al.: Neural basis of contagious itch and why some people are more prone to it. In: Proceedings oft eh National Academy of Science, Bd. 109, S. 19816, 2012.
- Ioannidis, John: Implausible results in human nutrition research. In: British Medical Journal, Bd. 347, 2013.
- Johnson, Hollyn/Seifert, Colleen: Sources oft he continued influence effect: When misinformation in memory affects later inferences, in: Journal of Experimental Social Psychology: Learning, Memory and Cognition, Bd. 20, S. 1420, 1994.
- Jütte, Robert: Die Geschichte der Alternativen Medizin. Von der Volksmedizin zu den unkonventionellen Therapien von heute. München 1996.
- Kahneman, Daniel: Schnelles Denken, langsames Denken, München 2011.
- Kleeberg, Bernhard (Hrsg.): Schlechte Angewohnheiten. Eine Anthologie 1750–1900. Berlin 2012.
- Köteles, Ferenc et al.: Are modern health worries associated with somatosensory amplification, environmental attribution style, and commitment to complementary and alternative medicine? In: Scandinavian Journal of Psychology, Bd. 53, S. 144, 2012.
- Köteles, Ferenc et al.: Somatosensory amplification as a possible source of subjective symptoms behind modern health worries. In: Scandinavian Journal of Psychology, Bd. 52, S. 174, 2011.
- Krämer, Walter: Die Angst der Woche. Warum wir uns vor den falschen Dingen fürchten. München 2011.

- Kreuter, Matthew/Holt, Cheryl: How do people process health information? Applications in an age of individualized communication. In: Current Directions in Psychological Science, Bd. 10, S. 206, 2001.
- Lachman, Margie: Perceived control over aging-related declines. Adaptive beliefs and behaviours. In: Current Directions in Psychological Science, Bd. 15, S. 282, 2006.
- Langer, Ellen et al: The mindlessness of ostensibly thoughtful action: The role of »placebic« information in interpersonal interaction. In: Journal of Personality and Social Psychology, Bd. 36, S. 635, 1978.
- Leitzmann, Claus/Keller, Markus: Vegetarische Ernährung. Stuttgart 2010.
- Meltzer, Andrea/McNulty, James: Telling women that men desire women with bodies larger than the thin-ideal improves women's body satisfaction. In: Social Psychological and Personality Science, online, 2014.
- Michael, Robert et al.: Suggestion, Cognition, and behaviour. In: Current Directions in Psychological Science. Bd. 21, S. 151, 2012.
- Möller, Andreas: Das grüne Gewissen. Wenn die Natur zur Ersatzreligion wird. München 2013.
- Myers, David et. Al: Social Psychology. European Edition. London u.a. 2010.
- Nickerson, Raymond: Confirmation bias: A ubiquitous phenomenon in many guises. In: Review of General Psychology, Bd. 2, S. 175, 1998.
- Nyhan, Brandon/Reifler, Jason: When corrections fail: The persistence of political misperceptions, in: Political behaviour, online vorab. 2006.
- Oppenheimer, Daniel: Consequences of erudite vernacu-

lar utilized irrespective of necessity: Problems with using long words needlessly, in: Applied Cognitive Psychology, Bd. 20, S. 139, 2006.

- Pachur, Thorsten/Hertwig, Ralph/Wolkewitz, Roland: The affect gap in risky choice: Affect-rich outcomes attenuate attention to probability information. In: Decision, Bd. 1, S. 64, 2014.
- Page, Lisa/Petrie, Keith/Wessely, Simon: Psychosocial responses to environmental incidents: A review and a porposed typology. In: Journal of Psychosomatic Research, Bd. 60, S. 423, 2006.
- Pennebaker, James/ Skelton, J.A.: Psychological parameters of physical symptoms. In: Personality and Social Psychology Bulletin, Bd. 4, S. 524, 1978.
- Perlmutter, David: Dumm wie Brot. Wie Weizen schleichend Ihr Gehirn zerstört. München 2014.
- Peto, Richard /Lopez, Alan/Norheim, Ole: Halving premature death. In: Science, Bd. 345, S. 1272, 2014.
- Petrie, Keith/Weinman, John: Patient's perceptions of their illness: The dynamo of volition in health care. In: Current Directions in Psychological Science, Bd. 21, S. 60, 2012.
- Petrie, Keith/Wessely, Simon: Modern worries, new technology, and medicine. In: British Medical Journal, Bd. 324, 2002.
- Petrie, Keith et al.: Psychological influences on the perception of immune function. In: Psychological Medicine, Bd. 29, S. 391, 1999.
- Quoidbach, Jordi et al.: Money giveth, money taketh away: The dual effect of wealth and happiness. In: Psychological Science, Bd. 21, S. 759, 2010.

- Quoidbach, Jordi/Gilbert, Daniel/Wilson, Timothy: The end of history illusion. In: Science, Bd. 339, S. 96, 2013.
- Reeves, Roy et al.: Nocebo effects with antidepressant clinical drug trial placebos. In: General Hospital Psychiatry, Bd. 29, S. 275, 2007.
- Renn, Ortwin: Das Risikoparadox. Warum wir uns vor dem Falschen fürchten. Frankfurt am Main 2014.
- Ridley, Matt: Wenn Ideen Sex haben. Wie Fortschritt entsteht und Wohlstand vermehrt wird. München 2011.
- Rief, Winfried et al.: The relationship of modern health worries to depression, symptom reporting and quality of life in a general population survey. In: Journal of Psychosomatic Research, B. 72, S. 318, 2012.
- Rief, Winfried et al.: Specific effects of depression, panic, and somatic symptoms on illness bevaviour. In: Psychosomatic Medicine, Bd. 67, S. 596, 2005.
- Rief, Winfried/Broadbent: Explaining medically unexplained symptons-models and mechanisms. In: Clinical Psychology Review, Bd. 27, S. 821, 2007.
- Roese, Neal/Vohs, Kathleen: Hindsight bias. In: Perspectives on Psychological Science, Bd. 7, S. 411, 2012.
- Rosenhan, David: On being sane in insane places. In: Science, Bd. 179, S. 250, 1973.
- Rottenstreich, Yuval/Hsee, Christopher: Money, kisses, and electric shocks. In: Psychological Science, Bd. 12, S. 185, 2001.
- Salecl, Renata: Die Tyrannei der Freiheit. Warum es eine Zumutung ist, sich anhaltend entscheiden zu müssen. München 2014.
- Schoenfeld, Jonathan/Ioannidis, John: Is everything we eat associated with cancer? A systematic cookbook re-

view. In: American Journal of Clinical Nutrition, Bd. 97, S. 127, 2013.

- Schwarz, Norbert et al: Metacognitive experiences and the intricacies of setting perople straight: Implications for debiasing and public information campaigns, in: Advances in Experimental Social Psychology, Bd. 39, S. 127, 2007.
- Shah, Anuj/Oppenheimer, Daniel: Easy does it: The role of fluency in cue weighting, in: Judgement and Decision Making, Bd. 2, S. 371, 2007.
- Schwarzer, Ralf: Social-cognitive factors in changing health-related behaviours. In: Current Directions in Psychological Science, Bd. 10, S. 47, 2001.
- Sciutto, Mark/Eisenberg, Miriam: Evaluating the evidence for and against the overdiagnosis of ADHD. In: Journal of Attention Disorders, Bd. 11, S. 106, 2007.
- Sepúlveda, Jaime/Murray, Christopher: The state of global health in 2014. In: Science, Bd. 345, S. 1275, 2014.
- Singh, Simon/Ernst, Edzard: Gesund ohne Pillen. Was kann die Alternativmedizin? München 2009.
- Skurnik, Ian et al.: How warnings about flase claims become recommendations, in: Journal of Consumer Research, Bd. 31, S. 713, 2005.
- Slovic, Paul: Trust, emotion , sex, politics, and science: Surveying the risk-assessment battlefield, in: Risk Analysis, Bd. 19, S. 689, 1999.
- Story, Giles W. et al.: Dread and the Disvalue of Future Pain. In: Plos Computational Bioogy, Bd. 9, S. e1003335, 2013.
- Tan, Kirin et al.: Unhelpful information about adverse drug reactions. In: British Medical Journal, Bd. 349, 2014.
- Tavris, Carol/Aronson, Elliot: Ich habe recht, auch wenn

ich mich irre. Warum wir fragwürdige Überzeugungen, schlechte Entscheidungen und verletzendes Handeln rechtfertigen. München 2010.

- Thompson, Suzanne: Illusions of control: How we overestimate our personal influence. In: Current Directions in Psychological Science, Bd. 8, S. 187, 1999.
- Uekötter, Frank: Am Ende der Gewissheiten. Die ökologische Frage im 21. Jahrhundert. Frankfurt am Main 2011.
- Unschuld, Paul: Ware Gesundheit. Das Ende der klassischen Medizin. München 2009.
- Varelmann, Dirk et al.: Nocebo-Induced Hyperalgesia During Local Anesthetic Injection. In: Anesthesia & Analgesia, Bd. 110, S. 868, 2010.
- Weaver, Kimberlee et al.: Inferring the popularity of an opinion from its familiarity: A repetitive voice can sound like a chorus. In: Journal of Personality and Social Psychology, Bd. 92, S. 821, 2007.
- Weger, Ulrich/Loughnan, Stephen: Using pariticipant choice to enhance memory performance. In: Applied Cognitive Psychology, online, 2014.
- Weymayr, Christian/Heißmann, Nicole: Die Homöopathie-Lüge. So gefährlich ist die Lehre von den weißen Kügelchen. München 2012.
- Wilson, Timothy et al., Just think: The challenges of the disengaged mind. In: Science, Bd. 345, S. 75, 2014.
- Winters, Winnie et al.: Media warnings about environmental pollution facilitate the acquisition of symptoms in response to chemical substances. In: Psychosomatic Medicine, Bd. 65, S. 332, 2003.
- Witthöft, Michael/Rubin, James: Are media warning about the adverse health effects of modern life self-fulfil-

ling? An experimental study on idiopathic environmental intolerance attributed to electromagnetic fields (IEI-EMF). In: Journal of Psychosomatic Research, Bd. 74, S. 206, 2013.

- Zell, Ethan/Krizan, Zlatan: Do people have insight into their abilities? A metasynthesis. In: Perspectives on Psychological Science, Bd. 9, S. 111, 2014.

REGISTER

A

Achyranthine 209

Acrylamid 206f.

ADHS 24, 74, 93, 99, 168ff.

Allergie 15, 23, 106

Alzheimer 93, 204

Aspartam 204f.

Aspirin 55, 209

Autoimmunerkrankungen 53

B

Bach-Blüten 51, 56

Bandscheibe 41, 80f.

Berberin 209

Beruhigungsmittel 145

Bisphenol A (BPA) 47, 202

Bluthochdruck 45, 49, 50, 53

Burn-out 7, 12, 33, 125, 140

C

Caulophyllum 51

Chia-Samen 95

Chlorat 210

Chlorbleiche 209

Chlordioxid 210

D

Depression 42f., 53, 93, 99, 109, 119f., 123, 128, 136, 192, 204

Detox 44, 102, 108, 213, 239
Diabetes 7, 23, 33, 48, 50, 53, 79, 81, 91, 94, 108, 192
Diclofenac 70
Dihydrogenmonoxid (DHMO) 197ff.
Dioxin 111, 202, 228, 230f.

E
Elemicin 220
Elektrosmog 12, 17, 84, 140
Epilepsie 93, 204
Erstanamnese 174

G
Gastroenteritis 221
Gedächtnis 53, 69, 146, 189f.
Gedächtnisverlust 204
Globuli 51f., 65, 68, 71ff., 174f.
Gluten 7, 97f., 111f., 146f., 187f.
Glutenintoleranz, glutenintolerant 112, 140, 147, 187ff.
Glutamat 149ff., 161
Glyoxylsäure 220
Grippe 33, 192

H
Halluzinationen 128, 219
Hashimoto-Thyreoiditis 128, 219
Heroin 135
Herz-Kreislauf-System, Herz-Kreislauf-Erkrankung 53, 82, 105
Homöopathie 65, 113, 174

I

Ibuprofen 55
Immunoglobuline 85

K

Klebereiweiß 111, 235
Kopfschmerzen 12ff., 53, 79, 136, 142f., 151, 159,
  162f., 184, 191, 194, 196
Krämpfe 53, 124, 128, 202, 219
Krebs, Krebserkrankungen 23, 34ff., 53, 73, 90, 93,
  99, 100, 103f., 110, 155f., 175ff., 183, 198, 201,
  204, 206, 209, 212, 217, 220ff.
Kreislauf 156f., 163
Kytta-Salbe 56

L

Lariam 127ff.
Laktose 7, 94, 112, 140f., 146f., 191, 235
Laktoseintoleranz 140, 191
Lymphozyten 85

M

Magen-Darm 34
Malaria 127f., 209
Mannoheptulose 220
Medikamente 21, 43, 52ff., 63ff., 71ff., 119ff., 123ff.,
  133ff., 144ff., 208ff.
Methotrexat 208f.
Migräne 93, 163, 192
Myristicin 220
Mononatriumglutamat 149ff.

Moxibustion 51
Multiple Sklerose 53, 108, 192, 204, 209
Müdigkeit 85ff., 191ff.

N
Naloxon 134f.
Nahrungsergänzungsmittel 52, 68, 105
Natriumchlorid 209
Natriumchlorit 209f.
Nocebo 123–148

O
Opioid-Antagonist 134
Opiate 125ff., 134f.
Osteoporose 53, 93
Oxalsäure 221

P
PCBs 202
Pestizide 25, 140, 201, 220, 224, 232
Phthalate 223
Pharmaindustrie, Pharmakonzerne 21f., 43ff., 56ff.,
    98, 121ff., 170, 210, 241
Placebo 66f., 113, 122ff., 130ff., 145
Prostataspezifisches Antigen (PSA) 104
Psychopharmaka 170
Pulsatilla 51

Q
Quercetin 209

R
Radon-Gas 201
Relaxan 126
Rheuma 108, 192, 208f.
Rhinoviren 86, 184
Roaccutan 173

S
Schlafstörungen, Schlaflosigkeit 12ff., 53
Stress 7, 19, 60, 75ff., 84ff., 125, 135, 183, 191f.

T
Traditionelle Chinesische Medizin (TCM) 208
Tributylzinnhydrid 233

U
Umami 150
Umckaloabo 56
Übelkeit 93, 128, 136, 146, 156ff., 185, 210

V
Verlustaversion 109
Vakzin 206